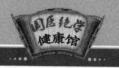

国医绝学
健康馆

宝宝常见病
对症食疗与按摩

做宝宝最好的健康卫士

D1097509

重庆出版集团 重庆出版社

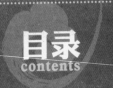

宝宝常见病
对症食疗与按摩

目录
contents

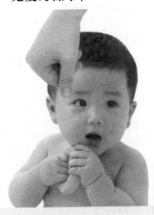

做宝宝 最好的家庭医生

　　小儿身体柔弱，脏腑娇嫩，特别是脾胃功能还不健全，消化功能较弱，且处在快速的生长发育阶段，对营养的需求较为强烈，同时由于宝宝的免疫力低下，对病菌抵抗力较弱，如果照顾不慎，非常容易得病，因此父母科学的养育能为宝宝奠定一生的健康基础。

科学饮食是宝宝健康成长的重要保证

　　中医认为"脾胃乃后天之本"，只有好的喂养习惯才是宝宝健康成长的基础。同时父母还可针对宝宝的不同体质、患病的具体情况等，利用食物中所含的营养成分，科学搭配、正确烹调，来为宝宝供给其所需的营养素。这样可让宝宝在享受美食的同时，增强机体抵抗能力，预防宝宝易患的各种疾病。

经络按摩是宝宝健康的天然大药

　　根据婴幼儿的生理病理特点，在其体表特定的穴位或部位进行按摩，称为婴幼儿按摩，可作为助长益智或防病治病的一种外治疗法。当孩子生病时，适当地配合经络按摩，以疏通淤阻的经络，即可让宝宝的周身气血通畅，去除疾病，同时疏通宝宝的经络还能增强其体质和智力，让宝宝既健康又聪明。

　　靠经络和膳食激发孩子的抗病能力是最科学、最有效、最人道且无任何副作用的方法，宝宝不吃药，不打针就能轻松祛病保健，拥有健康体魄。

发热 fare

发热在婴幼儿中尤为常见。发热对人体有利也有害。发热时人体的免疫功能明显增强，因此，体温不太高时可使用物理疗法降温而不必用退热药，但如婴幼儿体温在39℃以上就应及时根据医生的建议应用退热药。

护理方法 · 发热

◆让患儿不要跑动，卧床休息，以避免消耗过多的体力。

◆不要给患儿穿太多的衣服或盖太厚的被子，这样不利于身体散热。

◆可用34℃左右的温水擦拭患儿的全身，也可将冷水袋放在患儿的头顶部或用冷湿毛巾敷额部，还可以用30%～50%酒精反复擦拭小儿的腋下、背部、腹股沟、四肢皮肤等部位。

饮食宜忌 · 发热

◆**多给宝宝吃易消化的食物** 最好是含水分多、柔软、清淡的食物。

◆**多吃高热能、高维生素的流食** 如米汤、绿豆汤、西瓜汁、鲜梨汁、鲜橘汁、藕粉或杏仁粉、代乳粉、米粥、蛋羹、面片汤等。

◆**增加含优质蛋白质的食物** 如麦乳精、豆腐、鱼肉、牛奶、鸡脯肉等。

◆**饮食次数应注意少食多餐** 每日最好以6～7餐为宜。

◆**注意多补充水分** 尤其是发热伴腹泻、呕吐时，容易因体内丧失大量水分而导致脱水，这时更应注意水分的补充，可适当多喝温开水、蔬菜汤、苹果汁、麦茶等。

▌食疗妙方 ▶

白菜绿豆汤

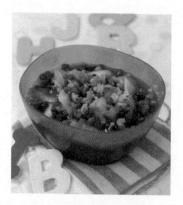

材料 · 白菜帮100克，绿豆50克。

调料 · 白糖适量。

做法 ·

1. 将白菜帮洗净，切片；绿豆洗净。

2. 煲锅中加入适量清水，放入绿豆煮至五成熟，再将白菜片放入绿豆汤内同煮，加白糖调味即可。

用法 · 也可当绿豆开花、白菜片熟烂后，关火，加入白糖调味服用。

祛病功效 白菜绿豆汤有清热解毒的功效，对发热有较好的食疗作用。

清热荷叶粥

材料 · 鲜荷叶（也可用干荷叶泡发）5克，大米50克。

调料 · 白糖适量。

做法 ·

1. 将鲜荷叶洗净，切末；大米洗净备用。

2. 沙锅内加入适量清水，放入荷叶末煎汁，将汁沥出备用。

3. 清水锅中放入大米，大火烧沸，再用小火熬煮，待粥将好时再倒入荷叶汁，加入适量白糖调匀即可。

祛病功效 荷叶味苦、辛、微涩，性凉，归心、肝、脾经，清香升散，具有消暑利湿，健脾升阳，散热解毒的功效。

按摩疗法

1 清天河水

按摩者一手握住婴幼儿的手，用另一手食、中二指指腹沿婴幼儿前臂内侧正中自腕横纹推至肘横纹，即大陵至洪池，50～100次。

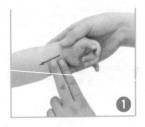

2 推六腑

按摩者用拇指指面或食、中指指面沿婴幼儿前臂尺侧自腕横纹尺侧（小拇指一侧）推向肘，50～100次。

3 清肺经

按摩者一手握住婴幼儿的手，使其掌心向上，以另一手拇指螺纹面自婴幼儿无名指第二指间关节横纹向指尖推其末节掌面之螺纹面，50～100次。

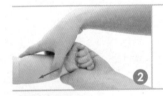

4 推天柱

稍低颈，按摩者上手扶婴幼儿的头部，用另一手拇指或食、中指自颈后发际向下至大椎穴直推，50～100次。

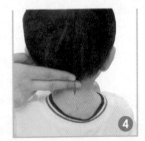

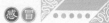

感冒
ganmao

感冒是风邪侵袭人体所致的常见外感疾病。临床以鼻塞、咳嗽、头痛、恶寒发热、全身不适为特征。宝宝患感冒后，容易出现夹痰、夹滞、夹惊以及化热、咳喘等兼症，应予注意。

护理方法 感冒

◆要注意加强护理，如保证居室空气清新，加强喂水，及时给予降温措施，饮食要以容易消化的食物为主。

◆局部可以给予药物滴鼻缓解鼻塞，同时可给予感冒药、抗病毒药物口服，若病情很严重，持续不好，应及时到医院就诊。

饮食宜忌 感冒

◆**少量多餐喂养** 婴儿应坚持母乳喂养。已添加辅食和换奶小儿的食物选择及配膳应以易于消化及流质食物为主，如菜汤、蛋花汤、牛奶、酸奶、稀粥、蛋羹等，用少量多餐的方式喂养。

◆**补充维生素** 餐间佐以鲜果汁，如山楂汁、红果汁、鲜柑汁等。为使宝宝早日康复，每日可喂服维生素C片100～200毫克。

◆**逐渐过渡饮食** 患儿进入退热恢复期时，可根据患儿食欲好转情况，参考患儿原有添加辅食顺序，逐渐单项增加半流质食物。

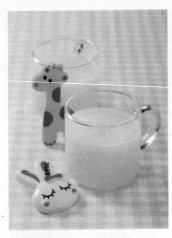

食疗妙方

萝卜生姜汁

材料· 白萝卜250克，生姜15克。

调料· 白糖适量。

做法·

1. 将白萝卜、生姜分别洗净，生姜刮皮切片，白萝卜切块。
2. 将切好的白萝卜块、生姜片放入榨汁机中榨汁。
3. 将榨好的汁过滤，加入适量白糖调匀饮服即可。

祛病功效 宝宝患风寒感冒后，会出现恶寒无汗、头痛身痛、鼻塞流清涕、咳嗽吐稀白痰、口不渴或渴喜热饮、舌苔发白等症状。萝卜生姜汁具有祛寒疏风、解毒消肿的作用，患风寒感冒的宝宝可适当饮用。

豆腐葱花汤

材料· 豆腐100克。

调料· 葱花、盐、香油各适量。

做法·

1. 豆腐洗净，切片。
2. 炒锅置火上，加入清水，放入豆腐片，大火煮沸后，再用小火煮20分钟。
3. 撒入葱花，再煮2分钟，关火，加入盐调味，淋入少许香油即可。

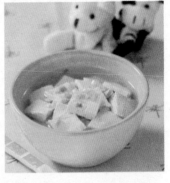

祛病功效 豆腐味甘、微寒，能补脾益胃、清热润燥、利小便、解热毒；葱辛温，可通阳宣痹、发汗解毒。因此，豆腐葱花汤又称为"感冒治疗汤"，对预防和治疗感冒很有疗效。

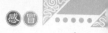
按摩疗法

1 直推腰背部

按摩者以手掌蘸少许生姜汁，沿婴幼儿脊柱两侧膀胱经用手掌着力推搓背部、腰部。

2 揉风门

按摩者用拇、食指指端分别揉婴幼儿风门穴（第二胸椎棘突下两侧旁开1.5寸），50～100次。

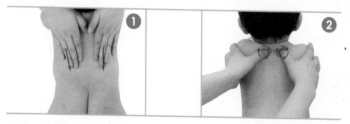

3 按揉肺俞

按摩者用食、中二指指端在婴幼儿肺俞穴（第三胸椎棘突下旁开1.5寸）上回环揉，50～100次。

4 开天门（推攒竹）

按摩者两手扶住婴幼儿头部，用两拇指指腹，自婴幼儿两眉连线中点，自下往上推起，交替直推至前发际，30～50次。

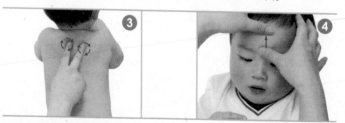

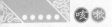

咳嗽 kesou

咳嗽是婴幼儿肺系疾患中的常见表现，常见于婴幼儿支气管炎。由于婴幼儿肺脏及各系统发育不完善，易受外界邪气影响，而身体对外界影响的一个自发性反应即咳嗽排邪，故咳嗽是身体卫外功能和保护自身的一个正常反应，而婴幼儿的喉、气管及支气管对刺激特别敏感，各种刺激均易引发咳嗽。

护理方法 咳嗽

◆注意开窗通气，同时居室内还应保持一定的湿度。

◆宝宝睡觉时，要让其采取侧卧位，并将头部或上身垫得高一些，以免气管内有呼吸道分泌物返流入而引起咳嗽。

饮食宜忌 咳嗽

风寒咳嗽

◆**宜食温热性的食品** 如生姜、白葱、豆豉、鲜橘皮等。

◆**忌食生冷寒凉类的瓜果** 如西瓜、梨、香蕉、猕猴桃等。

风热咳嗽

◆**宜吃辛凉清淡食品** 如藕、白菜、白萝卜、甜梨、甜橙等。

◆**忌食酸、涩食品** 如醋、酸菜、酸梨、酸橘、酸葡萄、酸李子、柠檬、山楂、柿子、石榴、橄榄等食品。

10

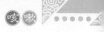

食疗妙方

梨藕二汁饮

材料• 鲜藕、梨各250克。

调料• 白糖适量。

做法•

1. 藕洗净,去皮,切片;梨洗净,去皮、去核,切块。

2. 将藕片、梨块一同放入榨汁机中榨汁。

3. 将榨好的汁过滤后加入白糖,搅匀即可。

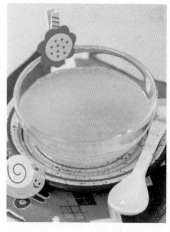

祛病功效 梨藕二汁饮对风热咳嗽有一定的调养作用。宝宝患风热咳嗽后,会出现咽红口干、咳痰黄且黏稠、鼻流浊涕等症状。

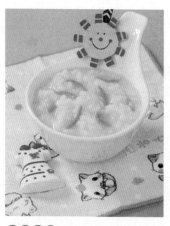

橘皮粥

材料• 鲜橘皮30克,大米100克。

调料• 白糖适量。

做法•

1. 鲜橘皮洗净,切丝;大米淘洗干净,用清水浸泡2小时左右。

2. 煲锅置火上,加入适量清水,放入橘皮丝大火煮沸,再加入泡好的大米,大火煮沸后,转小火煮30分钟,粥将成后,放入白糖搅匀即可。

祛病功效 橘皮粥对痰温咳嗽有一定的治疗作用。痰温咳嗽的特点是痰多,痰液清稀,早晚咳重,常伴有食欲不振、口水较多等症状。

按摩疗法

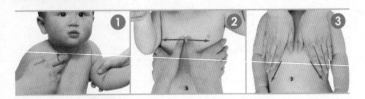

1 按天突或揉天突

按摩者以中指指端按或揉婴幼儿天突穴（肋骨切迹上缘正中凹陷中）50~100次。

2 分推膻中

按摩者用两拇指指腹，自婴幼儿膻中穴（两乳头连线之中点）向两旁分推至乳头，50~100次。

3 沿肋间隙行推法

按摩者两手掌相对分置于婴幼儿天突穴两侧，沿肋间隙自内向外分推至腋中线，自上向下至乳根穴平高处肋间隙止。

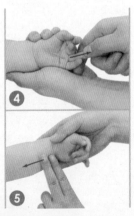

4 清肺经

按摩者一手使婴幼儿掌心向上，以另一手拇指螺纹面自其无名指第二指间关节横纹向指尖推其末节掌面之螺纹面，50~100次。

5 清天河水

按摩者一手握住婴幼儿的手，用另一手食、中二指指腹沿婴幼儿前臂内侧正中，自腕横纹推至肘横纹，50~100次。

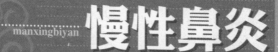

慢性鼻炎
manxingbiyan

慢性鼻炎是指鼻黏膜、黏膜下层，甚至骨质，由于各种因素所致的慢性炎症，是一种常见、多发、临床上以鼻塞为主要症状的鼻病。其发病原因很复杂，多由急性鼻炎演变而来；环境因素，如气温的突然变化、空气过于干燥、通风不畅、空气污染、粉尘烟雾及有害气体长期刺激都可导致本病。

● 护理方法 ● 慢性鼻炎

◆要保持室内空气流通，减少花粉、宠物等的接触，平时还要注意保暖。

◆晨起给宝宝洗脸时，可用毛巾揉揉宝宝的鼻翼两侧，也可用拇指、食指夹住宝宝的鼻根，由上而下用力连拉几次，以促进鼻周围的血液循环，消除鼻腔内炎症，并提高鼻子的御寒能力。

● 饮食宜忌 ● 慢性鼻炎

◆症状严重时，可给宝宝多喝热水，也可喝姜糖水，加速机体排泄病毒，以稀释毒素在血液中的浓度。

◆饮食宜清淡，可适当多吃蔬菜，如萝卜、藕、苦瓜等。

◆适当多吃猪肉、鸭肉、甲鱼等具补阴作用的肉食。

◆不宜吃如辣椒、胡椒、羊肉、鱼、虾、酒等辛辣燥热食品。

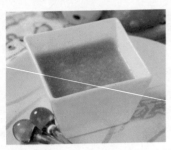

食疗妙方

苦瓜汁

材料 苦瓜300克。

调料 冰糖适量。

做法

1. 苦瓜洗净，剖开，去瓤，切块。

2. 将苦瓜块放入榨汁机中榨汁，倒出后去渣，留汁备用。

3. 沙锅置火上，加入少许清水，放入苦瓜汁煮沸，加入适量冰糖稍煮片刻即可。

祛病功效 苦瓜性味甘、寒冷，阻止细菌、酵母、真菌的生长，对慢性鼻炎的治疗有明显效果。

莲藕粥

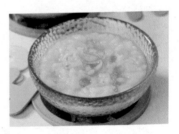

材料 藕250克，大米100克。

调料 白糖适量。

做法

1. 藕用清水洗净，去皮，切薄片；大米洗净。

2. 沙锅置火上，加入适量清水，放入藕片、大米煮粥。

3. 粥熟后，加入白糖搅匀即可。

祛病功效 莲藕含有淀粉、蛋白质、天冬素、维生素 C 以及氧化酶成分，特别适宜慢性鼻炎和营养不良的宝宝食用。

按摩疗法

1 开天门（推攒竹）

按摩者用两拇指指腹，自婴幼儿两眉连线中点，自下往上推起，交替直推至前发际，30～50次。

2 推坎宫（推眉弓）

按摩者以两拇指指端的桡侧，自婴幼儿眉头向眉梢作直线分推，30～50次。

3 揉迎香并擦鼻翼

按摩者用拇指揉婴幼儿迎香穴（鼻翼左右约0.5寸的穴位），或者以双手拇指推其鼻翼两侧并揉迎香穴，50～100次。

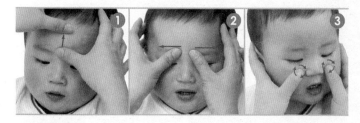

4 按揉风池

按摩者用左手扶婴幼儿头前部以固定，右手拇指指端按揉婴幼儿风池穴，50～100次。

5 掐揉合谷

按摩者以一手握婴幼儿的手，使其手掌侧置，桡侧在上，以另一手拇指指甲重掐并揉合谷穴（虎口部第一、二掌骨间凹陷），3～5次。

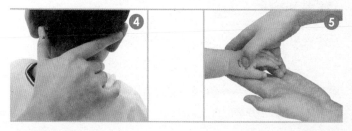

扁桃体炎 biantaotiyan

扁桃体炎分为急性扁桃体炎和慢性扁桃体炎，日常生活中婴幼儿最常见的是急性扁桃体炎。急性扁桃体炎是腭扁桃体的一种非特异性急性炎症，常伴有一定程度的咽黏膜及咽淋巴组织的急性炎症。另外，婴幼儿在发病时如见高热、口渴、喜饮凉水、咽痛明显、腹部胀满、大便秘结、小便黄赤、舌质红、苔黄则为实热；如见经常低热、下午较为明显、咽部发干、轻微咽痛、干咳无痰、吞咽有异物感、精神较差、舌质红、舌苔少则为阴虚。

● 护理方法 ｜ 扁桃体炎

◆给宝宝多喝水，并保持其口腔清洁，多用温水给宝宝漱口。

◆一般可口服磺胺药或注射青霉素（用前要做皮试），在用药过程中，宝宝如出现皮疹、体温突然升高、腹痛或出现休克的早期症状，应立即停药去医院救治。

● 饮食宜忌 ｜ 扁桃体炎

◆急性期饮食宜清淡，多吃水分多又易吸收的食物，如米汤、果汁、绿豆汤、甘蔗水、荸荠水、绿豆汤面条、粳米粥等。

◆慢性期宜吃蔬菜、水果、豆类及滋润的食物。

◆忌吃香燥、煎炸等刺激性食物，如大蒜、辣椒、姜、油条等。

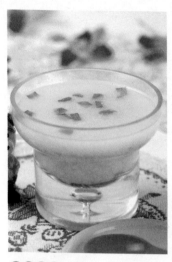

食疗妙方

荷叶莲子粥

材料• 鲜荷叶1大张，鲜莲藕1小节，大米50克。

调料• 白糖适量。

做法•

1. 荷叶洗净，切成小片；莲藕洗净，切成小粒；大米洗净。
2. 用荷叶煎汤500毫升左右。
3. 将切好的莲藕与大米一起加入荷叶汁中煮成稀粥，加白糖调味即可。

祛病功效 莲藕能促进胃肠蠕动，从而达到健脾养胃、消胀顺气的作用。荷叶含有莲碱、原荷叶碱等元素，有解毒作用，适用于发热、舌红、面赤、口渴、小儿热毒，还能消暑化湿。

鸭梨川贝炖冰糖

材料• 鸭梨1个，川贝3克。

调料• 冰糖适量。

做法•

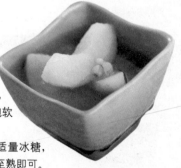

1. 鸭梨洗净，切成四瓣，去核、子，切成月牙块；川贝洗净，用温水泡软备用。
2. 将鸭梨块、川贝放入碗内，加适量冰糖，盖好盖，入蒸锅于沸水蒸20分钟至熟即可。

祛病功效 本品清热去火，对宝宝咽部发干、干咳无痰有很好的辅助治疗作用。

按摩疗法

1 清肺经

按摩者使婴幼儿掌心朝上，以另一手拇指螺纹面自婴幼儿无名指第二指间关节横纹向指尖推末节掌面之螺纹面，推50~100次。

2 揉板门并横纹推向板门

按摩者以一手拇指指端在婴幼儿大鱼际中点揉手掌大鱼际平面的板门穴，然后作腕横纹向大鱼际直推，50~100次。

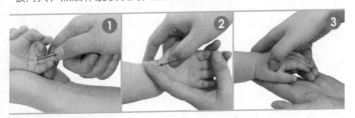

3 掐揉合谷

按摩者以一手使婴幼儿手掌侧置，桡侧在上。以另一手拇指指甲重掐并揉婴幼儿合谷穴，3~5次。

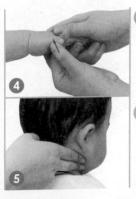

4 掐少商

按摩者以一手握住婴幼儿的手，再以另一手拇指指甲重掐婴幼儿少商穴（拇指指甲桡侧角上约0.1寸），3~5次。

5 推咽喉

按摩者以食指、中指的指腹分别置于婴幼儿咽喉部侧面，由上向下轻轻推擦，反复操作，50~100次。

支气管肺炎
zhiqiguanfeiyan

支气管肺炎又称小叶性肺炎，为最常见的婴幼儿疾病。医学认为支气管肺炎大都由肺炎球菌所致，主要病变部位在支气管附近的肺泡、支气管壁及黏膜，不影响深部，有时小病灶可融合成为较大范围的支气管肺炎。支气管肺炎主要临床表现为发热、咳嗽、胸痛或气急、咳痰、呛奶、呕吐、呼吸困难等。

● 护理方法 ● 支气管肺炎

◆保证宝宝充足的睡眠时间，呼吸困难时可用枕头垫在背部，抬高上身，以利呼吸。

◆衣着要宽松，不宜盖太厚的被子，室内保持清洁，空气流通。

◆清除鼻腔分泌物，经常给患儿翻身拍背，促使痰液排出。

● 饮食宜忌 ● 支气管肺炎

◆要给宝宝多喝温开水。

◆多吃含维生素C的水果蔬菜，如番茄、黄瓜、橙子等。

◆适当多食用具有润肺生津作用的食物，如银耳、雪梨、白萝卜等。

◆少吃橘子、猪肉、牛肉、鱼肉等生痰食物。

◆如果伴有咳嗽，可以喝冰糖鸭梨水。

◆忌食辛辣油腻食物。

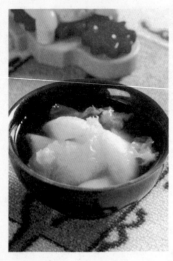

食疗妙方

银耳冰糖雪梨水

材料· 水发银耳1朵，雪梨1个。

调料· 冰糖15克。

做法·

1. 将雪梨洗净，去皮，核，切成块状；水发银耳洗净，去除杂质，撕块备用。

2. 将雪梨、银耳一起放入沙锅内，用小火煮汤，汤好后加入冰糖煮化即可。

祛病功效 本品可养阴清热、润肺止咳，对于肺炎咳嗽有一定的缓解作用。银耳是一种重要的保健食品，含有17种氨基酸及酸性异多糖、有机磷、有机铁等化合物，对人体十分有益。

萝卜排骨汤

材料· 猪肋排、白萝卜各250克，姜片、香菜段各适量。

调料· 盐适量。

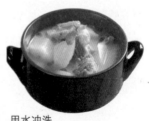

做法·

1. 猪肋排洗净，剁块，用沸水焯烫一下，用水冲洗去浮沫；白萝卜去皮，洗净，切滚刀块备用。

2. 锅内倒水，放入排骨块、姜片、少量盐，烧沸，放入白萝卜块，再次沸后转小火煮约30分钟，撒上香菜段即可。

祛病功效 本品可清热解毒、顺气止咳、利尿发汗，适宜于肺炎初愈咳喘无力、自汗、四肢欠温者食用。

按摩疗法

1 清肺经

按摩者使婴幼儿掌心向上，以另一手拇指螺纹面自婴幼儿无名指第二指间关节横纹向指尖推末节掌面之螺纹面，推50~100次。

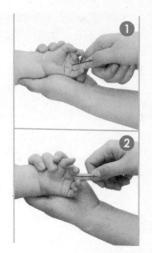

2 清心经

按摩者使婴幼儿掌心向上，以另一手拇指螺纹面自婴幼儿中指指根向指尖方向推中指末节掌面螺纹面，50~100次。

3 清肝经（平肝经）

按摩者使婴幼儿掌心向上，以另一手拇指螺纹面自婴幼儿食指根向食指尖端推食指末节掌面螺纹面，50~100次。

4 按天突或揉天突

按摩者以中指指端按或揉婴幼儿天突穴（肋骨切迹上缘正中凹陷），50~100次。

5 揉掌小横纹

按摩者使婴幼儿掌心朝上，用另一手拇指或中指按在婴幼儿掌小横纹处（掌面小指指根下，尺侧掌纹头处），50~100次。

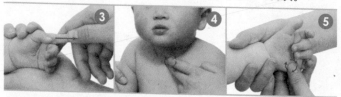

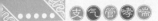

支气管哮喘 zhiqiguanxiaochuan

支气管哮喘是婴幼儿常见的一种呼吸道疾病。中医认为此病的发生与肺、脾、肾三脏不足有关，为本病的内在因素；气候突变、寒温失宜，饮食不当等为本病的诱发因素。哮喘是由于外来因素作用于内在因素而发病的。婴幼儿出现咳嗽气喘，喉间痰鸣、痰稠色黄、烦躁不安等为热喘；出现咳嗽喘促，喉间痰鸣、痰清稀色白多沫，四肢不温等则为寒喘。

● 护理方法 | 支气管哮喘

◆室内要注意通风，保持空气新鲜，在干燥的房间中，可以经常洒水，用湿拖布拖地或使用加湿器来增加空气的湿度。

◆咳嗽有痰时，应口服止咳化痰药，以湿化呼吸道，稀释痰液。在雾化吸入时，可在医生的指导下，加入一些抗生素及支气管解痉药，这样可有助于减轻炎症、扩张支气管，使痰液容易咳出。但不可使用镇咳药，因镇咳药会影响痰液的排出而使病情加重。

● 饮食宜忌 | 支气管哮喘

◆应注意给宝宝补充水分，以有利于痰液的咳出。

◆平时还应吃顺气平喘的食物，如南瓜、竹笋、荸荠、海蜇等。

◆饮食应尽量清淡，不要吃油腻、过咸、过甜的食物。

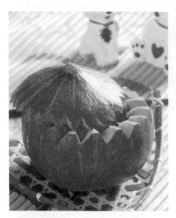

食疗妙方

蒸南瓜

材料 · 南瓜1个。

调料 · 冰糖适量。

做法

1. 将南瓜洗净，在瓜顶上开口，挖去一部分瓤和子备用。

2. 将冰糖放入南瓜内，盖好，放入小盆内，上锅隔水蒸1小时后取出即可。

祛病功效 本品可补中益气、润肺止咳，适宜于脾虚哮喘患儿食用。

凉拌三鲜

材料 · 竹笋30克，荸荠40克，海蜇50克。

调料 · 盐、香油各适量。

做法

1. 将竹笋去皮，洗净，切片，用沸水焯烫后沥干；荸荠去皮，洗净，切片；泡好的海蜇洗净，切丝，用沸水焯一下备用。

2. 将竹笋片、荸荠片、海蜇丝用盐、香油拌匀即可。

祛病功效 本品可清热化痰、顺气平喘，适宜痰热引起的热哮患儿食用。荸荠味甘性寒，清热化痰、生津开胃，适宜痰热咳嗽、咽喉疼痛者食用。

按摩疗法

1 清肺经

按摩者以一手握住婴幼儿的手，使其掌心向上，以另一手拇指螺纹面自婴幼儿无名指第二指间关节横纹向指尖推其末节掌面之螺纹面，50～100次。

23

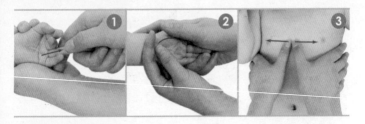

2 运内八卦（顺运八卦）

按摩者使婴幼儿掌心向上，以婴幼儿掌心为圆心，从圆心至中指指根横纹2/3处半径所作圆周，以另一手拇指作顺时针方向运，各50～100次。

3 分推膻中

按摩者用两拇指指腹，自婴幼儿膻中穴（两乳头连线之中点）向两旁分推至乳头，50～100次。

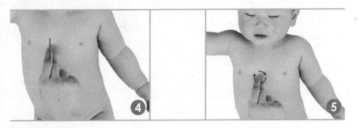

4 下推膻中

按摩者用食、中指指腹，自胸骨切迹向下推至剑突，反复50～100次。

5 揉膻中

按摩者用拇指或食、中指指腹于婴幼儿膻中穴施行揉法，反复50～100次。

鹅口疮

ekouchuang

鹅口疮主症为婴儿口腔两侧黏膜或舌头上布满似奶块的白色片状物、白色糜点或白色斑膜，形如鹅口，不易去除，故名鹅口疮。病初起时主要出现在婴儿牙龈、颊黏膜或口唇内侧等处的口腔黏膜上，不易擦拭干净，擦后即又重新长出，强行擦去容易出血，可见于颊黏膜、舌面及上腭等处。

护理方法 鹅口疮

◆平时注意孩子的口腔卫生，给孩子喂食以后帮助孩子清洁口腔，如果孩子年龄小，可以用温湿的纱布清洁口腔；如果孩子年龄大一些，则可以让孩子经常用温水漱口。

◆不乱用抗生素或其他药。因为在给孩子使用广谱抗生素的时候，抗生素可能会杀灭抑制白色念珠菌的细菌，从而导致白色念珠菌大量繁殖，引发鹅口疮，医学上称之为菌群失调。

饮食宜忌 鹅口疮

◆应选择容易消化吸收、富含优质蛋白质的食物，并适当增加B族维生素和维生素C的供给，如动物肝脏、瘦肉、鱼类以及新鲜蔬果等。

◆忌吃刺激性的食物，咖啡、酒、辣椒、芥末、胡椒等。

食疗妙方

荷叶冬瓜汤

材料· 荷叶5克（半张，鲜干皆可），冬瓜250克。

调料· 盐适量。

做法·

1. 荷叶用清水洗净，撕片；冬瓜用清水洗净，去瓤、皮，切片备用。

2. 煲锅置火上，加入适量清水，放入荷叶片、冬瓜片一起煮。

3. 待冬瓜片熟后，将荷叶拣出，用盐调味，饮汤吃冬瓜片即可。

祛病功效 此汤清热利尿，生津止渴，适用于小儿鹅口疮、口舌生疮、小儿夜啼等症。

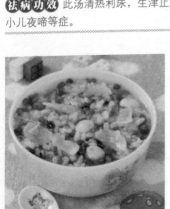

莲子绿豆粥

材料· 大米200克，干百合25克，莲子、绿豆各50克。

调料· 冰糖适量。

做法·

1. 干百合用温水泡发，再用清水洗净，切丁；莲子洗净，去心；大米、绿豆分别洗净备用。

2. 煲锅置火上，加适量清水烧沸，放入大米、莲子、绿豆，用大火煮沸，再用中火熬煮。

3. 约30分钟后，放入百合丁、冰糖煮稠即可。

祛病功效 绿豆含有丰富的无机盐和维生素，用其熬粥可以去火解毒，还可辅助治疗口舌生疮。

按摩疗法

1 推指三关

按摩者以一手拇指桡侧沿婴幼儿食指桡侧面自婴幼儿指端向指根推食指掌面的上、中、下三节，即风、气、命三关，50～100次。

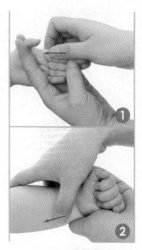

2 推六腑（退六腑）

婴幼儿坐位或仰卧位，按摩者用拇指面或食、中指面沿婴幼儿前臂尺侧自腕横纹尺侧推向肘，50～100次。

3 清天河水

按摩者一手握住婴幼儿的手，用另一手食、中二指指腹沿婴幼儿前臂内侧正中，自腕横纹推至肘横纹即大陵至洪池，50～100次。

4 清胃经

按摩者以拇、食二指固定婴幼儿拇指及其掌指关节，以另一手拇指指腹或桡侧（靠近大拇指一侧）面，自婴幼儿掌根推向拇指根，即推大鱼际外侧缘，50～100次。

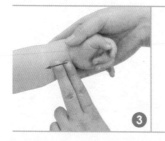

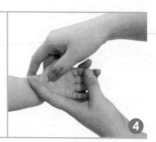

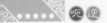

呃逆 eni

呃逆又叫打嗝，是一种生理上常见的现象。中医认为，呃逆是由于胃气上逆动膈而成，而生活中婴幼儿打嗝常常是由于饮食习惯不良，如饮食过饱、食用过冷过热食物、饮水过急等原因造成的；或是精神神经因素，如突然受惊以及外界物质理化刺激，如受凉、吸入冷空气、吞咽动作过多等引起的。

● 护理方法 呃逆

◆当宝宝打嗝时，可将宝宝抱起，用指尖轻轻地在宝宝的嘴边或耳边搔痒，一旦宝宝发出"咯咯"的笑声，便可停止打嗝。

◆如果宝宝是受凉所致的打嗝，可给宝宝喂些温开水，并在宝宝的胸腹部盖上棉衣被，尤其在冬季还应在衣被的外面放上一个热水袋进行保温，这样打嗝现象便会很快消除。

◆如果宝宝打嗝时能闻到酸腐异味，多是因食物没有消化，积滞在胃里所致，可轻揉宝宝的胸腹部或服山楂水，以消食导滞。

● 饮食宜忌 呃逆

◆适当多吃具有温胃通气止呃作用的食物。

◆注意不要多吃生冷食物，如凉菜和水果，也不要多吃难以消化的煎炸食物，以免导致胃肠功能减弱而使胃气上逆，诱发打嗝。

食疗妙方

麦芽山楂糕

材料 大麦芽100克，去核山楂50克，糯米150克。

调料 白糖、蜂蜜各适量。

做法

1. 大麦芽、山楂分别洗净，风干，研成末；糯米洗净，风干，放入锅中炒熟，研成末。
2. 将大麦芽末、山楂末、糯米末、白糖和适量清水拌匀，加入适量蜂蜜，压成方块糕入锅，蒸熟即可。

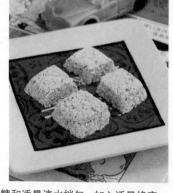

祛病功效 山楂具有消积化滞、收敛止痢、活血化淤等功效，此外患有缺铁性贫血的儿童也可以多吃。

橘姜鲫鱼汤

材料 橘皮4克，鲫鱼1条，枸杞菜梗350克，姜片适量。

调料 盐、味精、香油各适量。

做法

1. 将枸杞菜梗洗净，切段；鲫鱼宰杀，处理好后，洗净；橘皮洗净，切块备用。
2. 将枸杞菜、鲫鱼一起放入沙锅内，加适量清水，用大火烧沸，加入橘皮、姜片、盐，转用小火煮至鱼熟，加味精调味，淋入香油搅匀即可。

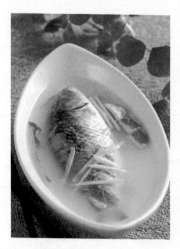

祛病功效 此汤对由积食所致的宝宝呃逆有很好的辅助治疗作用。

29

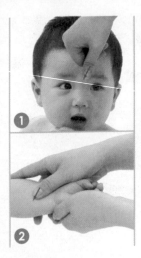

按摩疗法

1 按揉攒竹

按摩者以拇指指腹着力按压并揉婴幼儿攒竹穴（眉头陷中，眶上切迹处），一次按压持续5～10秒或至止呃为止。

2 点按内关

按摩者一手握住婴幼儿的手，用另一手拇指点按婴幼儿内关穴（腕横纹上方2寸），50～100次。

3 清胃经

按摩者以一手握持婴幼儿的手，拇、食二指固定婴幼儿拇指及其掌指关节，以另一手拇指指腹或桡侧面，自婴幼儿掌根推向拇指指根，即推大鱼际外侧缘，50～100次。

4 掐揉合谷

按摩者一手拇指指甲重掐并揉婴幼儿合谷穴（虎口部第一、二掌骨间凹陷处），至酸胀痛为止，或止呃为止。

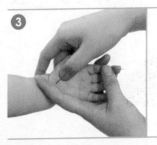

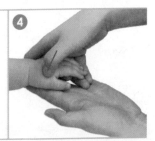

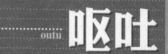

呕吐
oufu

呕吐是胃内容物反流入食管，经口吐出的一种反射动作。如婴幼儿呕吐时作时止、时轻时重、进食稍多也易呕吐，并出现一派寒相，如全身寒冷等为寒性呕吐；如婴幼儿食入即吐、吐物恶臭或为黄水、口渴、唇干，并呈现一派热象，如身热面赤、烦躁不安、大便稀臭或便结不通、小便黄少则为热性呕吐；如婴幼儿呕吐频繁、吐物酸臭、伴有未消化之乳片或食物残渣而味臭、吐后则缓解，则为伤食呕吐。

● 护理方法 ● 呕吐

◆注意查看宝宝呕吐物中有无其他附带物，以供医生进行诊断。

◆要注意给宝宝保暖，避免其因受凉而导致呕吐。

◆清除从鼻腔喷出的异物，以保持呼吸道通畅。

◆当宝宝呕吐时，应将其保持侧卧位，以方便呕吐物流出，避免堵塞呼吸道。

● 饮食宜忌 ● 呕吐

◆宜清淡、稀软、少渣、少油、易消化的食物。

◆适当多给宝宝补充一些含优质蛋白质的食物。

◆忌食辛辣、油腻、厚味、不洁的食物。

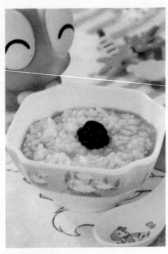

食疗妙方

乌梅粥

材料 乌梅10~15克，大米 30~60克。

调料 冰糖适量。

做法

1. 乌梅用清水洗净；大米洗净。
2. 沙锅置火上，加入适量清水，放入乌梅煎汁。
3. 待汁变浓时，加入大米煮粥。
4. 粥成后加入适量冰糖，再煮2分钟关火即可。

祛病功效 本粥敛肺，涩肠，生津，服用后对宝宝呃逆有很好的缓解作用。

柿饼粥

材料 带霜柿饼2个，大米50克。

调料 白糖适量。

做法

1. 大米用清水淘洗干净后，再用水浸泡2小时左右；带霜柿饼切块备用。
2. 煲锅置火上，放入适量清水，放入大米，大火煮沸后再转小火熬煮。
3. 待粥渐成时，放入柿饼块、白糖，搅匀即可。

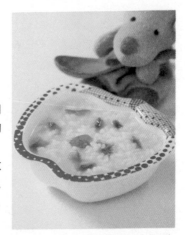

祛病功效 婴幼儿呕吐后消化功能比较弱，喝点柿饼粥能帮助宝宝消化吸收。

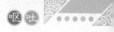

按摩疗法

1 推三关

按摩者以一手握住婴幼儿的手，用另一手拇指指腹沿婴幼儿前臂桡侧自腕横纹推向肘横纹，即阳池至曲池，50~100次。

2 补脾经

按摩者以一手握住婴幼儿的手，使其掌心向上，以另一手拇指自婴幼儿拇指指尖推向指根方向，即沿拇指桡侧赤白肉际直推，50~100次。

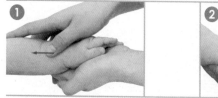

3 揉中脘

按摩者以右手中指指腹按顺时针方向揉婴幼儿中脘穴（脐直上4寸），50~100次。

4 推六腑（退六腑）

按摩者用拇指指面或食、中指指面沿前臂尺侧自婴幼儿腕横纹尺侧推向肘，50~100次。

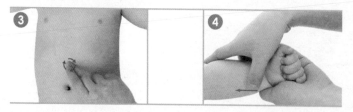

营养不良 yingyangbuliang

营养不良是因蛋白质、能量摄入不足而引起的一种慢性营养缺乏症，是消化吸收功能长期障碍所引起的一种慢性消耗性疾患，多见于3岁以下的婴幼儿。常见症状为精神不振，喜欢吃瓜果及异物，但食欲不佳，皮下脂肪减少甚至骨瘦如柴、肌肉松弛等。

护理方法 营养不良

◆如果是因疾病和寄生虫感染所致的营养不良，父母应配合医生诊治，积极治疗疾病，祛除体内寄生虫。

◆饮食应定时定量，营养摄取要均衡，不要让宝宝养成偏食的习惯。同时不要让宝宝边吃边玩，要让宝宝养成一个良好的饮食习惯。

饮食宜忌 营养不良

◆采用婴儿熟悉的食物，观察其消化负荷及耐受情况，每3天或5天作适当增量调整。开始以半流食、流食为主，以逐渐扩大胃容量，少量多次以减轻胃肠道负担，防止婴儿出现低血糖。

◆给宝宝逐渐增减高蛋白质类食物。

◆还应注意维生素和无机盐的补充，平时可多给宝宝吃含此类营养素较多的食物，如粟米、山药等。

食疗妙方

粟米山药粥

材料 · 粟米50克，山药25克。

调料 · 白糖适量。

做法

1. 粟米洗净；山药洗净，去皮，切小块备用。
2. 煲锅置火上，加入适量清水，放入粟米、山药块，大火煮沸后，再小火煮至粥烂熟，加入白糖搅匀即可。

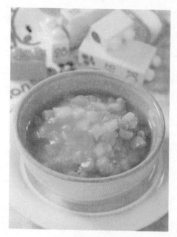

祛病功效 宝宝消化不良的表现为食欲不振、身体瘦弱、体重减轻、甚至反复出现腹泻。可让宝宝多吃易消化的稀粥，油腻、辛辣、坚硬的食物要禁吃。

鸡蓉豆腐汤

材料 · 鸡脯肉50克，豆腐30克，玉米粒20克，葱末适量

材料 · 高汤100毫升，盐少许。

做法

1. 鸡脯肉洗净，剁碎，与玉米粒、高汤一同入锅煮沸。
2. 豆腐洗净捣碎，加入煮沸的高汤中，放入葱末和少许盐调味即可。

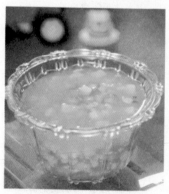

祛病功效 宝宝在生长发育时，蛋白质及钙的补充非常重要。豆腐和鸡蓉是蛋白质和钙的最佳提供者，配有含粗纤维和抗氧化功能的玉米粒，营养价值很高。

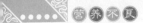
按摩疗法

1 按中脘

按摩者以右手中指指腹按顺时针方向揉婴幼儿中脘穴（脐直上4寸），50~100次。

2 揉天枢

按摩者用拇指按顺时针或逆时针方向揉动婴幼儿天枢穴（脐两侧旁开2寸），50~100次。

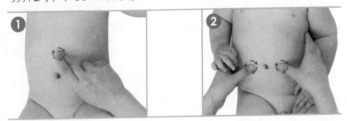

3 掐揉足三里

婴幼儿坐位或仰卧位，按摩者用拇指掐并揉婴幼儿足三里穴（膝盖外侧陷凹下行3寸），3~5次。

4 按揉胃俞

按摩者可用拇指指端揉婴幼儿胃俞穴（在第十二胸椎棘突下，旁开1.5寸），各3~5分钟。

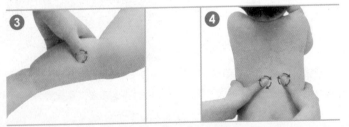

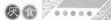

厌食 yanshi

厌食是指婴幼儿较长时期见食不贪、食欲不振，甚则拒食，经久如此，而无外感、内伤疾病的一种常见病症。1~6岁儿童尤为多见。中医认为婴幼儿脾胃功能薄弱，过食生冷、肥腻的食物，或者进食不定、饥饱无度等这些原因都可能损伤脾胃，导致厌食症的发生。另外，有些婴幼儿先天禀赋不足、脾胃虚弱，或者疾病迁延，损伤了脾胃功能，使其消化吸收功能低下，也可导致厌食。

护理方法 厌食

◆应注意婴幼儿的进餐心理，为其创造一个良好的就餐环境。

◆应注意避免婴幼儿受到精神刺激，保证做到生活有序，起居有常。

饮食宜忌 厌食

◆多给宝宝吃一些蔬果和主食，要荤素、粗细均衡搭配。

◆如果是便秘所致的厌食，可适当增加清凉蔬菜和水果的摄入量。

◆多给宝宝喝温开水或者鲜榨蔬果汁，不要拿饮料来当作水给宝宝喝，以免增加其糖的摄入量，影响食欲。

◆适当多吃健胃消食类的食物，如山楂片、北沙参、甘蔗汁等。

◆避免把甜食当奖励给宝宝吃，这样会影响宝宝的正餐。可拿水果片、酸奶、米糕、面包条等当做奖励。

食疗妙方

山楂水

材料·山楂片100克。

调料·白糖适量。

做法·

山楂片用清水洗净，放入盆内，冲入沸水，盖盖，闷至水温下降到微温时，把山楂水盛入杯中，加入白糖搅至溶解即可。

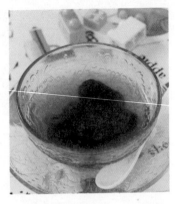

祛病功效 厌食症是指宝宝较长时间食欲不振，甚至拒食的一种疾病。多由饮食不节制、喂养不当造成。此水可开胃，对宝宝厌食有疗效。

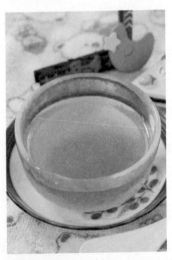

北沙参甘蔗汁

材料·北沙参15克，鲜石斛、麦冬各12克，玉竹9克，山药10克，甘蔗汁250克。

调料·白糖适量。

做法·

1. 鲜石斛、麦冬、玉竹、北沙参、山药分别用清水洗净备用。

2. 沙锅置火上，加入适量清水，放入鲜石斛、麦冬、玉竹、北沙参、山药煎汁。

3. 将煎好的汤汁过滤，放入甘蔗汁、白糖搅匀即可。

祛病功效 北沙参养阴清肺，益胃生津；甘蔗含有对人体新陈代谢非常有益的各种维生素、脂肪、蛋白质、有机酸、钙、铁等物质，能增强宝宝食欲。

按摩疗法

1 揉中脘

按摩者以右手中指指腹按顺时针方向揉婴幼儿中脘穴（脐直上4寸），50~100次。

2 揉天枢

按摩者用拇指按顺时针或逆时针方向揉动婴幼儿天枢穴（脐两侧旁开2寸），50~100次。

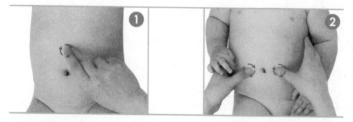

3 掐揉足三里

婴幼儿坐位或仰卧位，按摩者用拇指掐并揉婴幼儿足三里穴（膝盖外侧陷凹下行3寸），3~5次。

4 按揉内关

按摩者用一手拇指螺纹面点、按揉婴幼儿内关穴（腕横纹上方2寸），50~100次。

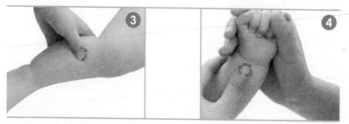

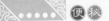

便秘 bianmi

便秘是指大便秘结不通，或排便时间过长，或有便意而排出困难。食物进入胃肠，经过消化、吸收最终将残渣变成粪便排出体外大约需要24～48小时，由于每个人的情况各不相同，排便习惯明显不同，有的人每日或2～3天大便1次，也有一些人一天大便2～3次，虽然排便间隔或次数不同，但只要大便干燥、排便时费力都属于便秘。

护理方法 便秘

◆定时让宝宝排便，建立排便的条件反射，养成良好的排便习惯。

◆多让宝宝活动或用手掌顺时针轻轻按摩宝宝的腹部，促进肠蠕动，有利于大便的排出。

饮食宜忌 便秘

◆已添加辅食的婴儿要及时添加蔬菜汁、鲜榨果汁、水果泥、菜泥和蔬菜。稍大的婴儿可添加谷类食品，如大米粥、小米粥、燕麦片粥、菜粥、面条、面片等，以增加膳食纤维。

◆补肺补脾的食品，如山药、薏米、牛肉等；纤维较多的食物，如韭菜、全麦面包、海带以及菜花和胡萝卜等，都可缓解便秘。

◆忌食辛酸、寒凉食品，如糖、柿子、高粱、莲子、糯米等。

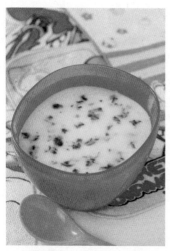

食疗妙方

菠菜泥奶油汤

材料 菠菜75克，奶油20毫升。

调料 白糖适量。

做法

1. 菠菜去根，用清水洗净，再用沸水焯烫后捞出，用凉水冲凉，剁成泥状。
2. 煲锅置火上，加入适量清水，放入奶油烧沸，搅拌均匀。
3. 将菠菜泥、适量白糖放入奶油汤中，搅匀即可。

祛病功效 菠菜含有大量的植物粗纤维，具有促进肠道蠕动的作用，利于排便。

红薯粥

材料 新鲜红薯（紫皮黄心最好）250克，大米60克。

调料 白糖适量。

做法

1. 红薯用清水洗净，连皮切块；大米洗净。
2. 煲锅置火上，加入适量清水，放入红薯块、大米同煮。
3. 粥成时加入白糖搅匀，再煮沸两次，关火即可。

祛病功效 红薯粥可治大便秘结，便中带血。最好让宝宝空腹食用，宜趁热服食，冷后食用易受凉，还可能会引起胃泛酸。

41

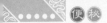
按摩疗法

1 分推腹阴阳

按摩者以拇指自中脘穴向两旁斜下方即肋弓边缘分推，50～100次。

2 摩腹

按摩者用四指或全掌摩于婴幼儿整个腹部，3～5分钟。

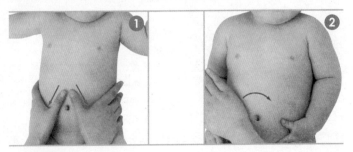

3 揉中脘

按摩者以右手中指指腹按顺时针方向揉婴幼儿中脘穴（脐直上4寸），50～100次。

4 揉天枢

按摩者用拇指按顺时针或逆时针方向揉动婴幼儿天枢穴（脐两侧旁开2寸），50～100次。

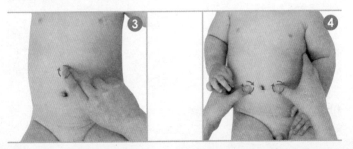

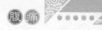

futong 腹痛

腹痛是指胃脘部以下、耻骨以上部位发生的疼痛。在婴幼儿疾病中非常多见。许多内、外科疾病均可导致腹痛的发生。如婴幼儿腹痛较剧烈且面色苍白、大便稀薄、小便清长则为实寒症；如婴幼儿腹痛隐隐不止、腹部喜温喜按、大便稀烂则为虚寒症；如婴幼儿脘腹胀满、疼痛拒按、不思乳食则为伤食腹痛；若其腹痛绕脐、睡眠磨牙、则为虫积腹痛。

护理方法 · 腹痛

◆腹痛的原因很多，家长不要盲目给宝宝按摩，有时会适得其反。

◆先给宝宝喝些热水，看看是不是由于寒凉引起的，如果不见效应立即去医院就诊。

饮食宜忌 · 腹痛

◆多给宝宝吃"细、软、嫩、烂"等易消化吸收的食物。

◆适当多吃有助胃消化的食物，如山药、莲子、猪肚、鸡肫等。

◆易过敏的宝宝应避免食用易引起过敏的食物，如鱼、虾、蛋类等，以免导致腹型荨麻疹性腹痛。

◆不要给宝宝吃含粗纤维、不易消化的食物，如芹菜、竹笋、肥肉、各种油炸食品等。

食疗妙方

白扁豆瘦肉汤

材料 · 白扁豆50克，猪瘦肉100克，姜片适量。

调料 · 盐适量。

做法 ·

1. 白扁豆去头尾，洗净，切段；猪瘦肉洗净，用沸水焯烫去血腥味，捞出，切片。

2. 煲锅置火上，加入适量清水，放入白扁豆段、肉片、姜片，大火煮沸后用小火炖1小时。

3. 熟后加盐调味即可。

祛病功效 白扁豆性味甘、微温，入脾胃二经，有补脾胃，和中化湿，消暑解毒的功效，主治脾胃虚弱、泄泻、呕吐、暑湿内蕴、脘腹胀痛等。

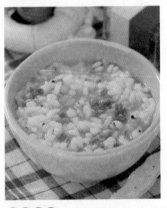

鸭胗山药薏米粥

材料 · 新鲜鸭胗1个，山药、薏米各10克，大米100克。

调料 · 盐适量。

做法 ·

1. 鸭胗用清水洗净，剁成末；山药洗净，捣烂；薏米、大米分别洗净备用。

2. 沙锅置火上，加适量清水，放入鸭胗、山药、薏米、大米，用小火熬成稀粥。粥成后，加入盐搅匀即可。

祛病功效 本品有健脾利水、利湿除痹、清热排脓、清利湿热之功效，可用于治疗婴幼儿腹痛等症。

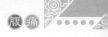
按摩疗法

1 揉中脘

按摩者以右手食指、中指指腹按顺时针方向揉婴幼儿中脘穴（脐直上4寸），50～100次。

2 分推腹阴阳

按摩者以拇指指自中脘向两旁斜下方即肋弓边缘向两旁分推，50～100次。

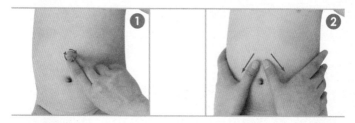

3 揉天枢

按摩者用拇指以顺时针或逆时针方向揉动婴幼儿天枢穴（脐两侧旁开2寸），50～100次。

4 按揉足三里

按摩者用拇指按揉婴幼儿足三里穴（膝盖外侧陷凹下行3寸），50～100次或3～5分钟。

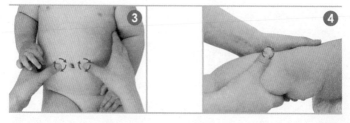

腹胀 fuzhang

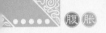

腹胀是指胃脘及胃脘以下的整个腹部胀满的一种病症。腹胀常见症状为：腹部胀满，可见腹部胀大、伴有食欲不振、恶心、呕吐等症状。如婴幼儿脘腹胀满、腹痛拒按、嗳腐吞酸、大便不通、舌苔厚腻则为食积所致；如婴幼儿腹胀满闷、倦怠乏力、咳嗽吐痰、痰黏不爽、舌苔厚腻则为痰阻所致；如婴幼儿出现腹部胀满、不欲饮食、喜温喜按、气短乏力、大便溏薄、四肢欠温、舌质淡、苔薄白则为脾虚所致。

● 护理方法 ● 腹胀

◆宝宝因腹胀哭闹不止时，可在其肚脐周围涂抹少许驱风油。

◆按摩宝宝的腹部，以促进肠蠕动，促进宝宝放屁，减少胀气。

● 饮食宜忌 ● 腹胀

◆容易腹胀的宝宝，平时应多吃易消化的食物，专家建议应常吃以下食物，如金橘、山楂等。

◆应注意避免食用产气食物，如芹菜、圆白菜、韭菜、萝卜、豆类、白薯、生蒜、蜂蜜、汽水等。

◆避免食用能导致大肠胀气的食物，如栗子泥、粟米泥或豌豆泥、黄豆泥等含膳食纤维较丰富的食物。

食疗妙方

胡萝卜玉米浓汤

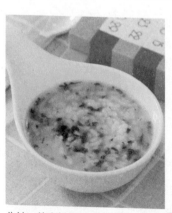

材料· 胡萝卜1根，玉米粒50克，红肠30克，黄油5克。

调料· 面粉、盐各少许。

做法·

1. 胡萝卜洗净，煮熟，去皮，切成小丁；玉米粒洗净；红肠切片。

2. 炒锅内放入黄油烧至熔化时，放入面粉，炒至变色，加一勺温水慢慢搅开。

3. 将黄油面粉糊放入汤锅再加适量水拌开，放入玉米粒、胡萝卜丁和红肠，慢慢搅拌煮沸后，再焖煮3分钟，加盐调味即可。

祛病功效 本品清淡、去火，可辅助治疗宝宝腹部胀痛，食欲低下。

青菜粥

材料· 大米100克，油菜40克。

调料· 盐适量。

做法·

1. 将油菜根部剁掉，用清水洗净，放入沸水锅中煮熟，捞出沥干，切末；大米洗净，用水浸泡1~2小时。

2. 煲锅置火上，加入适量清水，放入大米大火煮沸后，用小火煮20~30分钟，待米熟烂后加入盐及切碎的油菜末再煮5分钟左右即可。

祛病功效 本粥所含的矿物质能够促进骨骼的发育，加速宝宝的新陈代谢和增强机体的造血功能，还能缓解宝宝腹胀。

按摩疗法

1 分推膻中

按摩者用拇指指端揉婴幼儿膻中穴（两乳头之间连线中点处），向两旁分推10~20次。

2 分推腹阴阳

按摩者以拇指自中脘穴向两旁斜下方即肋弓边缘向两旁分推，50~100次。

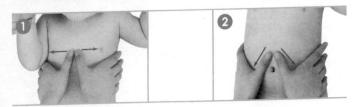

3 摩腹

按摩者用四指或全掌摩于婴幼儿整个腹部，3~5分钟。

4 揉天枢

按摩者用拇指按顺时针或逆时针方向揉动婴幼儿天枢穴（脐两侧旁开2寸），50~100次。

5 横擦肩背腰骶

按摩者以全掌着力，于婴幼儿肩背腰骶部位进行横行擦法。

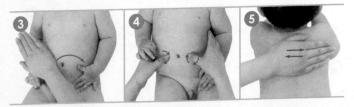

腹泻 fuxie

腹泻是一种常见症状，是指排便次数明显超过平日习惯的频率，粪质稀薄、水分增加，每日排便量超过200克，或含未消化食物、脓血、黏液等，常伴有排便急迫感、肛门不适、失禁等症状。如婴幼儿近期有伤食史，粪便稀溏，夹有食物残渣，气味酸臭，伴有恶心、呕吐，则为伤食所致；如婴幼儿出现腹痛即泻、大便急迫、色褐而臭、肛门灼热，则为湿热所致；若出现面色萎黄、无力、少食，则为脾胃虚弱所致。

护理方法 腹泻

◆腹泻时要注意腹部保暖，可以用毛巾裹腹部或热水袋敷腹部。

◆让婴幼儿多休息，排便后可用温水清洗臀部，防止臀红发生。

饮食宜忌 腹泻

◆可遵循以前的饮食搭配，如饮食以清淡、易消化吸收为原则，可适当多吃粥、面条、烂饭加蔬菜等。

◆宜食具有止泻作用的食物，如马齿苋、山药、胡萝卜、豆角、薏米、白扁豆、山楂、乌梅、糯米、乌鸡、苹果、荔枝等。

◆注意适当补充液体，最好喂淡盐水。

◆忌食刺激性食物。

食疗妙方

栗子山药姜枣粥

材料 栗子、红枣各30克,山药60克,生姜6克,大米100克。

调料 红糖适量。

做法

1. 栗子剥壳去衣膜,洗净;红枣洗净,去核;山药洗净,去皮,切块;生姜洗净,切片;大米用清水洗净。
2. 煲锅置火上,加入适量清水,放入栗子肉、红枣、山药块、生姜片、大米煮成粥。
3. 粥成后加入红糖搅匀即可。

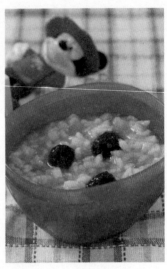

胡萝卜烩豆角

材料 胡萝卜1根,豆角250克。

调料 植物油、盐、蒜丁各适量。

做法

1. 豆角去蒂,用清水洗净,斜切2寸长段;胡萝卜去根须,洗净,切条。
2. 炒锅置火上,加入适量油,七成热时放入蒜丁爆香,放入胡萝卜条、豆角段,加入盐翻炒约1分钟。
3. 加入适量凉开水,盖上盖子,用中火焖5分钟左右即可。

祛病功效 豆角有很好的止泻作用,胡萝卜能补充维生素A等,适合宝宝腹泻后食用。

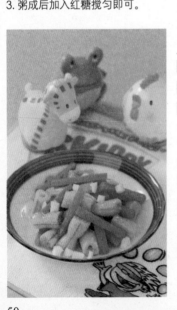

按摩疗法

1 摩腹
按摩者用四指或全掌摩于婴幼儿整个腹部，3~5分钟。

2 分推腹阴阳
按摩者以拇指自中脘穴向两旁斜下方即肋弓边缘分推，50~100次。

3 揉天枢
按摩者用拇指按顺时针或逆时针方向揉动婴幼儿天枢穴（脐两侧旁开2寸），50~100次。

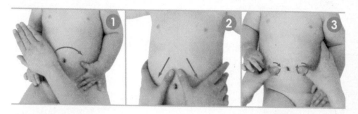

4 掐揉足三里
按摩者用拇指按揉婴幼儿足三里穴（膝盖外侧陷凹下行3寸），50~100次或3~5分钟。

5 揉板门（运板门）
按摩者以一手握住婴幼儿的手，用另一手拇指指端在婴幼儿大鱼际中点揉手掌大鱼际平面，50~100次。

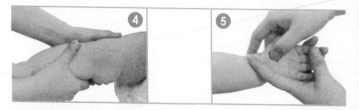

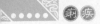

痢疾 lìjí

痢疾是指以腹部疼痛、里急后重、下赤白脓血便为主症的肠道传染性疾病。在婴幼儿中比较常见，多发于夏、秋季节。

● 护理方法 | 痢疾

◆应注意宝宝的卫生，督促宝宝饭前、便后要洗手。

◆注意给宝宝的饮食餐具消毒，可在开水中煮沸15分钟。经常在日光下暴晒被褥。

● 饮食宜忌 | 痢疾

◆在痢疾的急性期应让宝宝禁食，以清理肠胃，减少肠胃负担。

◆进食易消化的流质食物，如藕粉、米汤、滤过渣的菜汤等，同时每小时给宝宝喂1次果汁水、淡盐水，还可喂宝宝喝一些茶水。

◆待情况好转后，可适当给宝宝多喂一些新鲜果汁、新鲜菜汁、米粥、菜末粥、肉泥粥、蛋花粥、龙须面等低脂肪半流质食物。

◆进入恢复期时，可给宝宝适当多吃大蒜、生姜、黑木耳、黄花菜、萝卜、荠菜、番茄等食物。

◆忌食芹菜、韭菜、芥菜等粗纤维较多的食物。

◆忌食辛热刺激性食物，如韭菜、羊肉、辣椒、浓茶、咖啡、饮料、酒等。

食疗妙方

牛奶蛋黄青菜泥

材料 • 鸡蛋1个，热牛奶50克，青菜汁适量。

调料 • 盐、米汤各适量。

做法 •

1. 鸡蛋洗净，放入凉水锅内中火煮熟，捞出剥壳，去蛋白，留蛋黄。

2. 煲锅置火上，加适量水，放入鸡蛋黄、热牛奶、青菜汁、米汤、盐，煮沸，搅匀调成糊状即可。

祛病功效 本品可去火排毒，消除肠道痰症，宝宝患病时适量喂食。

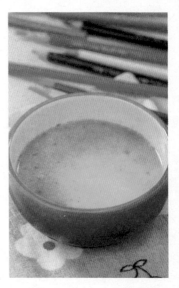

蔬果汁

材料 • 新鲜的浆果或番茄适量。

做法 •

1. 将新鲜浆果（或番茄）洗净后直接削皮，或者用沸水浇烫去掉果皮，再用压榨器或汤勺将果汁挤出。

2. 将果汁置入带盖器皿中，用小勺喂食。

祛病功效 此汁属于低脂肪流质食物，可帮助宝宝肠道恢复正常功能。

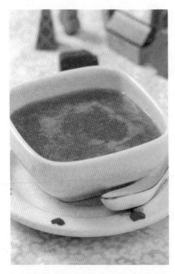

按摩疗法

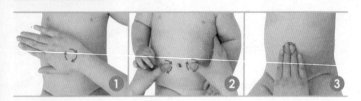

1 摩中脘

按摩者以右手掌根顺时针方向摩婴幼儿中脘穴（脐直上4寸），3～5分钟。

2 揉天枢

按摩者用拇指按顺时针或逆时针方向揉动婴幼儿天枢穴（脐两侧旁开2寸），50～100次。

3 摩脐

按摩者用食指、中指、无名指三指环摩婴幼儿脐部，50～100次。

4 按揉丹田

按摩者以拇指螺纹面按于婴幼儿丹田部，呼气时轻轻按压，吸气时随腹壁而抬，再以拇指指腹轻揉，3～5分钟。

5 按揉足三里

按摩者用拇指按揉婴幼儿足三里穴（膝盖外侧陷凹下行3寸），50～100次或3～5分钟。

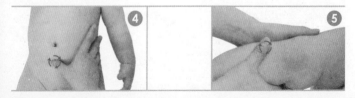

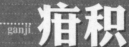

疳 积是疳症和积滞的总称。积滞和疳症是疾病轻重程度的不同。积滞即小儿消化不良，是指小儿伤于乳食，脘腹胀满，食而不化，腹泻；疳症是积滞的进一步发展，积滞伤及脾胃，长此以往，影响婴幼儿生长发育，易造成小儿营养不良，形体消瘦，毛发稀枯，出现贫血、各种维生素缺乏。乳食积滞与脾胃虚弱互为因果，即积滞可伤及脾胃，脾胃虚弱又易产生积滞。

护理方法 · 疳积

◆经常带宝宝外出散步，呼吸新鲜空气，晒晒日光浴，并让宝宝多运动，以促进宝宝的能量消耗。

◆注意保持良好的生活习惯，让宝宝按时作息。

◆如果宝宝经常出现咬牙嚼指、烦躁不宁、揉眉捋眼的现象，可能是小儿疳积的表现，父母应多加注意。

饮食宜忌 · 疳积

◆**忌食辛辣、炙烤、油炸、炒爆等食物** 如辣椒、胡椒、炒黄豆、炒花生等食物，以免助湿生热。

◆**忌吃生冷、性寒滋腻、肥甘黏糯等损害脾胃、难以消化的食品** 如羊肉、猪肥肉、蟹、田螺、蚌肉、大枣、栗子、柿子等。

糯米莲子糕

材料· 糯米500克，莲子250克，葡萄干50克。

调料· 白糖适量。

做法·

1. 莲子洗净，用清水泡发，去心；糯米洗净；葡萄干洗净备用。

2. 将莲子、糯米放入锅内，加适量水煮至熟烂，捞出后凉凉，捣成泥，加入葡萄干和少量水，隔水蒸熟。

3. 凉后置干净的案板上压平，切成块状，装盘，上面撒上白糖即可。

祛病功效 糯米为温补强壮食品，有补中益气、健脾养胃、止虚汗之功效，对脾胃虚寒、食欲不佳及腹胀、腹泻有一定作用。可将熟莲子嵌入莲糕上，更可增加宝宝食欲。

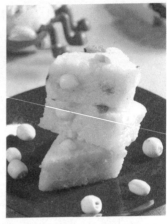

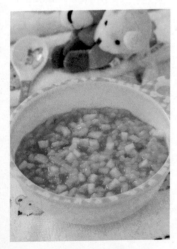

雪梨山楂粥

材料· 雪梨、山楂、大米各25克。

调料· 冰糖适量。

做法·

1. 大米淘洗干净；雪梨、山楂分别用清水洗净、去核，切小丁。

2. 煲锅置火上，加适量清水，放入雪梨丁、山楂丁、冰糖同煮成果酱。

3. 沙锅置火上，加入适量清水，放入大米煮成粥，倒入雪梨山楂酱即可。

祛病功效 这款粥可清内热，消食化滞。每天1次，连吃1周。

按摩疗法

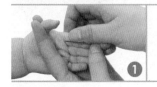 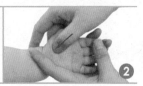

1 清大肠

按摩者一手托住婴幼儿的手，使其手掌侧放，以另一手拇指桡侧面或指腹，自婴幼儿虎口沿桡侧缘直推至食指尖，50~100次。

2 揉板门并板门推向横纹

按摩者一手拇指指端在婴幼儿大鱼际中点揉手掌大鱼际平面的板门穴，并以拇指桡侧自婴幼儿拇指指根大鱼际向腕横纹处直推，50~100次。

3 摩腹

按摩者用四指或全掌摩于婴幼儿整个腹部，3~5分钟。

4 补脾经

按摩者以一手握住婴幼儿的手，使其掌心向上，一手拇指自其拇指指尖推向指根方向直推，50~100次。

5 揉中脘

按摩者以右手食指、中指指腹按顺时针方向揉婴幼儿中脘穴（脐直上4寸），50~100次。

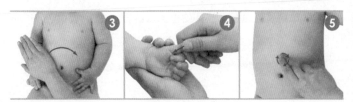

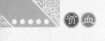

贫血 pinxue

小儿贫血主要指"小儿营养性缺铁性贫血"，是小儿体内贮存的铁缺乏而影响到血红蛋白的合成所引起的贫血。小儿营养性缺铁性贫血发生率较高，是小儿贫血中最常见的一种。其主要表现为肤色苍白，以皮肤黏膜、口唇、口腔黏膜、甲床和手掌最为明显。病情继续发展还会出现烦躁不安、食欲不振、消化不良、呼吸和心跳加快、体重增长减慢、舌乳头萎缩、精神疲软等症状。

护理方法 贫血

◆妈妈最好用母乳喂养宝宝，这样可以降低宝宝患贫血的概率。同时，要在宝宝6个月的时候就为宝宝多补充含铁量高的食物，注意饮食的合理搭配。

◆妈妈要注重培养宝宝良好的饮食习惯，不偏食、不挑食，这样可以减少贫血的发生。

饮食宜忌 贫血

◆**应多食用含蛋白质、铁和维生素C的食物** 如肉蛋类、动物肝脏、木耳、海带、虾、番茄、橘子、红枣等。

◆**含铁较高的食物** 如蛋黄、黑木耳、紫菜、大豆及其制品、芝麻、新鲜蔬果等。

食疗妙方

黑芝麻糊

材料 • 黑芝麻30克，大米60克。

调料 • 红糖适量。

做法 •

1. 黑芝麻去杂质，用清水洗净；大米洗净，沥干后用搅拌机打成末。

2. 将黑芝麻炒熟，研成末。

3. 煲锅置火上，加入适量清水，放大米末与芝麻末同煮。

4. 待粥成后，加入红糖搅匀即可。

祛病功效 黑芝麻含有的铁和维生素 E 是预防贫血、活化细胞的重要成分，与大米、红糖搭配，是治疗宝宝贫血的佳品。

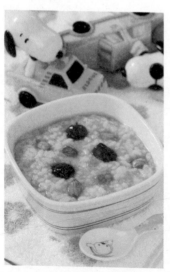

红枣花生粥

材料 • 红枣、大米各50克，花生仁（连红衣）100克。

调料 • 红糖适量。

做法 •

1. 大米洗净，用清水泡 2 小时；花生仁洗净，用清水浸泡 3 小时；红枣洗净。

2. 清水锅置火上，放入大米、花生仁与红枣熬成粥，待红枣半熟烂时，加入红糖搅匀，稍煮片刻即可。

祛病功效 红枣、花生仁都有很好的补血作用，宝宝可以适量常吃。

按摩疗法

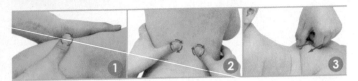

1 掐揉足三里

按摩者用拇指按揉婴幼儿足三里穴（膝盖外侧陷凹下3寸），50~100次或3~5分钟。

2 按揉脾俞

按摩者用拇指指端揉其脾俞穴（第十一椎棘突下，旁开1.5寸），50~100次。

3 捏脊

以拇指指面与其余四指指面相对用力，由尾部向颈部大椎，沿正中线以及两旁的肌肉上提捏皮肤，共3~5次。

4 清肝经

按摩者一手握住婴幼儿的手使其掌心向上，以一手拇指螺纹面自食指根向婴幼儿食指尖端推食指末节掌面螺纹面，50~100次。

5 擦涌泉

按摩者用掌推搓擦婴幼儿涌泉穴（足掌心前1/3与后2/3交界处），50~100次。

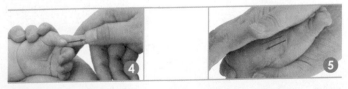

肥胖症

feipangzheng

通常超过同年龄同身高的正常体重20%者称为肥胖症。任何年龄均可发生肥胖，但最常见于婴幼儿期、学龄前期及青春期。肥胖症患儿的食欲非常好，饭量也大；喜欢食用甘肥的食品；而进食蔬菜则较少，常不好动，性情较孤僻。现代医学认为肥胖症与遗传、内分泌改变、神经精神因素、暴饮暴食、活动过少等因素有关。

护理方法 | 肥胖症

◆鼓励肥胖儿童由轻微体力活动开始逐步加强锻炼，直到参加有节奏的、连续的中等强度的体力活动。

◆平时应避免孩子长时间看电视、玩游戏机等静坐活动，多让其参加有益运动的活动。

饮食宜忌 | 肥胖症

◆已经超重的宝宝，要减少高热量食物的摄入，多食用粥、汤面、蔬菜等食物。

◆超重宝宝要减少甜食的摄入，不吃巧克力，不喝含糖量高的饮料。

◆牛乳中的乳清蛋白质、脂肪及乳钙，在补充人体钙摄入量不足时，不会加重肥胖，可以给宝宝适量饮用。

食疗妙方

海米烧冬瓜

材料 冬瓜250克，海米1小勺，香葱末少许。

调料 植物油、盐各适量。

做法

1. 冬瓜洗净，去皮、瓤，切成小片；海米用开水泡软洗净。

2. 植物油放入锅内烧热，再放入冬瓜片，炒至半熟，加入海米、盐，翻炒均匀，加少许水。

3. 烧煮至冬瓜变软入味，盛出后撒香葱末即可。

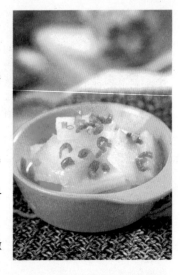

祛病功效 冬瓜含大量糖类、多种维生素和矿物质。冬瓜中还含有丙醇二酸，对防止人体发胖、健美形体有很好的作用。

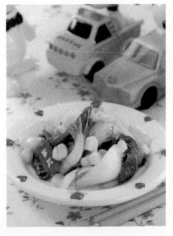

玉米拌油菜心

材料 玉米粒30克，油菜心50克。

调料 香油、盐各少许。

做法

玉米粒、油菜心分别洗净，放入沸水中煮熟，捞出装盘，拌入少许香油和盐即可。

祛病功效 玉米和油菜心中都含有丰富的膳食纤维，可增强肠胃蠕动，促进排便，并能促进脂肪代谢。

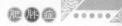

▌按摩疗法 ·

1 摩中脘

按摩者以右手掌根或全掌顺时针方向摩婴幼儿中脘穴（脐直上4寸），3~5分钟。

2 摩天枢

按摩者用食指、中指和无名指摩婴幼儿天枢穴（脐两侧旁开2寸），50~100次或3~5分钟。

3 摩丹田

按摩者以食、中、无名三指指腹轻摩婴幼儿丹田（脐下3寸），3~5分钟。

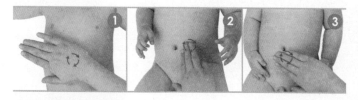

4 提拿脐周肌肉组织

按摩者稍用力提拿婴幼儿脐上、脐下部位的肌肉，拿起时可加捻压动作，放下时动作应缓慢，反复操作50~100次。

5 按揉丰隆

按摩者用拇指按揉婴幼儿丰隆穴（外踝尖上8寸），3~5分钟。

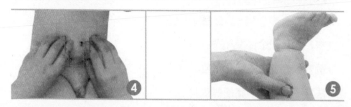

维生素A缺乏症 ·······weishengsu A quefazheng·

维生素A缺乏症是由于人体缺乏维生素A而引起的皮肤和眼的疾病。婴幼儿发病率高。现代医学认为发生本病的原因有：（1）长期以奶粉、豆浆等喂养婴幼儿，未及时添加富含维生素A或胡萝卜素的食物；（2）消化系统疾病如慢性腹泻、痢疾等，使维生素A和胡萝卜素吸收不良；（3）患有高热、肺炎、肺结核等病症使维生素A的需要量迅猛增加。

● 护理方法　维生素A缺乏症

◆为防止支气管炎或肺炎等并发症，应注意避免感冒。

◆为保护角膜，可滴入1～2滴鱼肝油。

◆平时应限制宝宝用手揉眼，以防眼部受感染。

◆如果发现宝宝频繁眨眼、闭眼不开，应及时带其去医院检查。

◆注意避免给宝宝过量服用维生素A，以免引起中毒。

● 饮食宜忌　维生素A缺乏症

◆**多吃富含维生素A的食物** 同时适当补充面包、糖和谷氨酸钠等食物，以强化维生素A。

◆**适当给宝宝多吃强化食物** 如稻米、茶、黄油、奶制品、糖等。

◆**注意不要吃过于精细的食物** 多吃粗粮、杂粮。

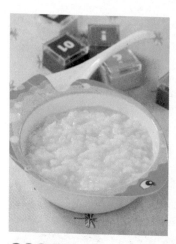

食疗妙方

蛋黄粥

材料· 大米100克，熟鸡蛋2个。

调料· 白糖适量。

做法·

1. 大米洗净；熟鸡蛋剥壳，去蛋白，留蛋黄，放入碗内，用勺子压碎。

2. 煲锅置火上，加入清水，放入大米大火煮沸后，用小火熬20分钟，加入压碎的蛋黄，再稍煮片刻，加入白糖搅匀即可。

祛病功效 蛋黄中含有丰富的维生素A，是维生素A缺乏者补充营养素的佳品。同时，维生素D、维生素E及卵磷脂的含量也十分丰富。

蜜汁胡萝卜

材料· 胡萝卜200克，姜末适量。

调料· 蜂蜜、黄油各适量。

做法·

1. 胡萝卜去根须，洗净，切成小片。

2. 煲锅置火上，加入适量清水烧沸，放入胡萝卜片、蜂蜜、黄油、姜末搅匀，盖上盖，用小火煮30分钟至胡萝卜片软烂即可。

祛病功效 如果宝宝缺乏维生素A，可能会影响视力的发育，还可能多次、反复出现呼吸道和消化道感染。妈妈可让宝宝多吃羊肝、猪肝以及胡萝卜、韭菜、芥菜等。

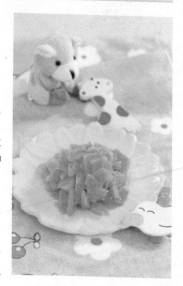

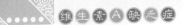

按摩疗法

1 开天门（推攒竹）

按摩者用两拇指指腹，自婴幼儿两眉连线中点推起，自下往上至前发际，交替直推30～50次。

2 推坎宫（推眉弓）

按摩者以两拇指指端的桡侧，自婴幼儿眉头向眉梢做直线分推，30～50次。

3 抹眼眶

按摩者以四指指腹于婴幼儿眼眶进行抹法，50～100次。

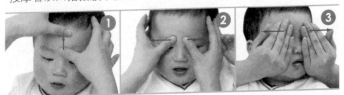

4 按揉睛明

按摩者以拇指或食指指甲按揉婴幼儿睛明穴（目内眦角稍上方凹陷处），3～5分钟。

5 按揉阳白

按摩者以拇指或食指指甲按揉婴幼儿阳白穴（瞳孔直上眉上一寸处），3～5分钟。

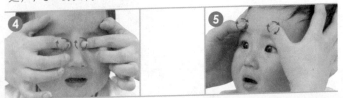

佝偻病

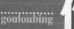
gouloubing

佝偻病是婴幼儿的一种慢性营养缺乏症，常见于3岁以下的婴幼儿，在6~12月之内的婴幼儿发病率较高。佝偻病主要是由于缺乏维生素D和钙、磷等微量元素，导致骨质代谢发生紊乱而引起的。表现为：枕部脱发；肌软、腹膨大、语迟及骨筋方面的变化，如囟门迟闭、方颅、出齿迟、鸡胸、胫及踝部骨骺端粗大；"O"形腿、"X"形腿；脊柱前凸、后凸、侧凸畸形。

护理方法 | 佝偻病

◆注意多带宝宝去晒日光浴，但要让日光直接照射宝宝的肌肤，可给宝宝戴上帽子或打着遮阳伞，通常每隔3~5天延长五分钟，直到每次半小时，每日2次。

◆遵医嘱补充钙剂，注意应控制补充量，以免补充过量而导致婴幼儿中毒。也可适当添加比较安全的补钙保健品，如碳酸钙制剂。

饮食宜忌 | 佝偻病

◆适当多给宝宝吃蛋黄、奶油、动物肝脏、鱼肝油、谷类及蔬菜等富含维生素D的食物。

◆适当多给宝宝补充韭菜、牛奶、豆制品、蛋黄、母乳、虾皮、鱼松、骨头、芝麻酱等富含钙的食物。

食疗妙方

排骨黄豆粥

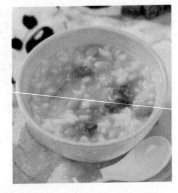

材料 · 猪排骨150克，黄豆、大米各50克，葱段、姜片各适量。

调料 · 盐适量。

做法 ·

1. 猪排骨洗净，剁成块；黄豆去杂质，洗净，用冷水泡发透；大米淘洗干净，用清水浸泡1小时左右。

2. 煲锅置火上，加入适量清水，放入黄豆大火煮沸，转用小火煨30分钟。

3. 放入排骨块、葱段、姜片、盐煮沸，加入大米煨煮，待排骨块、黄豆熟烂后，拣出葱段、姜片即可。

祛病功效 排骨除含蛋白质、脂肪、维生素外，还含有大量磷酸钙、骨胶原、骨黏粘蛋白等，可防治宝宝佝偻病。

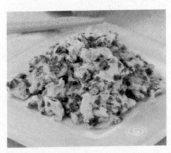

虾皮韭菜炒鸡蛋

材料 · 鸡蛋2个，韭菜25克，虾皮15克。

调料 · 植物油、盐各适量。

做法 ·

1. 韭菜择洗净，切末；鸡蛋打入碗内，打散；虾皮用清水洗净。

2. 将虾皮、韭菜末放入装有鸡蛋液的碗中，加入适量盐调味，用筷子搅匀。

3. 炒锅置火上，放入植物油烧至七成热，将虾皮、韭菜末、鸡蛋液倒入，快速翻炒至熟即可。

祛病功效 虾皮中含有丰富的蛋白质和矿物质，尤其是钙的含量极为丰富，有"钙库"之称，可治疗宝宝佝偻病。

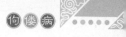

按摩疗法

1 补脾经

按摩者以拇指自婴幼儿拇指指尖推向指根，即沿婴幼儿拇指桡侧赤白肉际直推，50~100次。

2 补肾经

按摩者以一手拇指指端，自婴幼儿小指指根向小指指尖方向推小指末节掌面之螺纹面，50~100次。

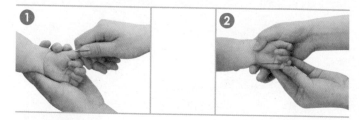

3 揉中脘

婴幼儿仰卧，按摩者以右手中指指腹按顺时针方向揉婴幼儿中脘穴（脐直上4寸），50~100次。

4 掐揉足三里

婴幼儿坐位或仰卧位，按摩者用拇指按揉婴幼儿足三里穴（膝盖外侧陷凹下行3寸），50~100次或3~5分钟。

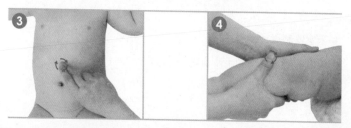

遗尿
yiniao

正常婴幼儿自2~3岁起能控制膀胱排尿，大多数婴幼儿在3岁后夜间不遗尿，若5岁以后每周至少有一次发生不随意排尿或者不随意的将小便尿在床上谓之"遗尿"，又称"尿床"。

● 护理方法 ● 遗尿

◆对遗尿患儿，妈妈要采取正确的态度，不要训责孩子，而是要鼓励患儿消除难为情、精神紧张等消极因素，配合治疗。

◆夜间遗尿一般在宝宝入睡后的1~2小时出现，妈妈可在此期间唤醒孩子，让孩子醒来排尿。

● 饮食宜忌 ● 遗尿

◆**肾气不足的宝宝宜食温补固涩的食物** 如韭菜、糯米、黑芝麻、山药、核桃、桂圆、莲子、乌梅、鸡内金、鱼鳔等。

◆**肝胆火旺者宜食一些清补的食物** 如豆腐、银耳、山药、莲子、粳米、绿豆、鸭肉、鸡内金等。

◆**不宜吃利尿类食物** 如玉米、薏仁、赤小豆、鲤鱼等。

◆**不宜多吃盐、糖和生冷食物** 太咸或太甜的食物会因多喝水而导致多尿，生冷食物会削弱脾胃功能，损害肾脏功能，因而也要避免食用。

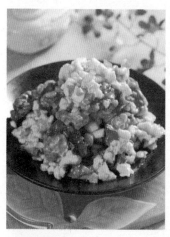

食疗妙方

核桃鸡米

材料 鸡脯肉、核桃仁各50克，鸡蛋清适量。

调料 植物油、盐、淀粉各适量。

做法

1. 鸡脯肉洗净，切成细丁，加入鸡蛋清、淀粉、盐拌匀。

2. 油锅烧至四成热，加入核桃仁炸熟，捞出沥油；倒入鸡丁，炒半熟后，加入核桃仁翻炒均匀即可。

祛病功效 本品可温中补虚，适宜于宝宝遗尿者食用。如果有内热盛及痰湿重者忌食核桃，常人也不宜一次进食过多，以免生热和生痰湿。

韭菜蛋面饼

材料 韭菜子6克，鸡蛋1个，面粉50克。

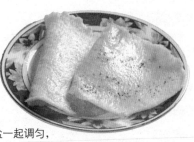

调料 盐、植物油各适量。

做法

1. 将韭菜子烘干，研成末备用。

2. 将鸡蛋液、面粉、韭菜子、盐一起调匀，制成两个饼。

3. 锅置小火上，倒入植物油烧热，放入面饼，小火煎烙至熟即可。

祛病功效 本品可益脾肾、止遗尿，适宜于宝宝遗尿或小便频数食用。阴虚火旺者忌食。

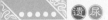

■ 按摩疗法 •

1 点按气海

按摩者用拇指点按气海穴婴幼儿（脐正下方1.5寸），1~2分钟。

2 点揉中极

按摩者用拇指进行点揉婴幼儿中极穴（脐下4寸），1~2分钟。

3 按丹田（关元）

按摩者按婴幼儿丹田部（脐下3寸），呼气时按压，吸气时随腹壁抬起，反复5~10次。

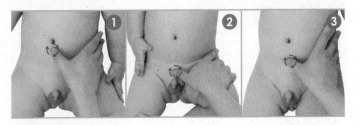

4 点按太溪

按摩者用拇指点按婴幼儿太溪穴（足内踝尖与跟腱水平连线的中点），3~5次。

5 按揉三阴交

按摩者以右手拇指按揉婴幼儿三阴交穴（足内踝上3寸），50~100次。

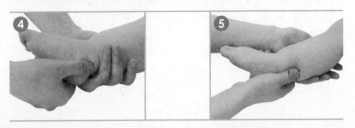

尿频
niaopin

小便次数多即是小便频数，又称尿频，是指小便次数增多、有急迫感而无疼痛的一种病症。婴幼儿在2岁以前出现这种症状不一定属于病态。中医认为本病主要是因为婴幼儿体质虚弱，肾气不足而无力制约水道所导致。小便次数多常见临床症状为婴幼儿不时想小便，一般每天超过10次，每次尿量不多，常伴有面色白、四肢不温、口干口渴、神疲乏力等。

● 护理方法 ● 尿频

◆分散宝宝的精力，可让他尽情地去玩游戏，或者讲他感兴趣的故事，以减少宝宝对排尿的注意。

◆给宝宝换穿封裆裤，并耐心地教宝宝学着脱裤子撒尿。

◆当宝宝频繁撒尿时，要维护宝宝的自尊心，不要当众责怪他。

● 饮食宜忌 ● 尿频

◆当宝宝因肾气不足导致尿频时，可适当多吃温补固涩的食物，如韭菜、山药、莲子、黑芝麻、桂圆、乌梅、糯米、鸡内金等。

◆当宝宝因肝胆火旺导致尿频时，应适当多吃清补作用的食物。

◆宝宝在晚餐时应减少水分的摄取，可让宝宝适当多吃些干饭。

◆可适当多吃具补肾作用的食物，如猪腰、猪肝和肉等食物。

食疗妙方

玉米须饮

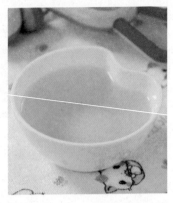

材料 · 玉米须15克。

调料 · 白糖适量。

做法 :

1. 玉米须用清水洗净，风干。

2. 沙锅置火上，加入适量清水，放入玉米须，用小火煎煮30分钟，再放入白糖调味即可。

祛病功效 玉米须味甘、淡，性平，归肾、肝、胆经，可增加尿液中氯化物排出量，可治疗宝宝尿频。

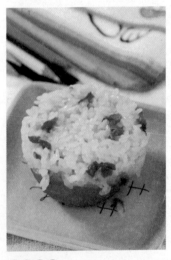

猪脬糯米饭

材料 · 猪膀胱1个，糯米100克，桂圆肉30克。

调料 · 盐适量。

做法 :

1. 猪膀胱洗净，一半切碎；糯米、桂圆肉分别洗净，备用。

2. 将糯米、桂圆肉、猪膀胱碎搅匀，加盐调味，再一起塞入另一半猪膀胱内。

3. 沙锅置火上，放入猪膀胱，加入适量清水大火煮沸后，再转小火煮1小时左右即可。

祛病功效 猪膀胱味甘咸、平，归膀胱经，缩小便，健脾胃。主治尿频、遗尿等症。

按摩疗法

1 点按气海

按摩者用拇指点按婴幼儿气海穴（脐正下方）1.5寸，1~2分钟。

2 揉丹田

按摩者以拇指轻揉婴幼儿丹田穴（脐下3寸），50~100次。

3 点揉中极

按摩者用拇指进行点揉婴幼儿中极穴（脐下4寸），1~2分钟。

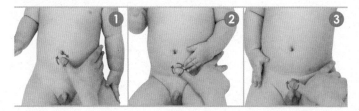

4 点按太溪

按摩者用拇指点按婴幼儿太溪穴（足内踝尖与跟腱水平连线的中点），3~5次。

5 擦涌泉

按摩者用掌推搓擦婴幼儿涌泉穴（足掌心前1/3与后2/3交界处），至手下有热感为度。

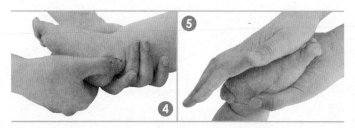

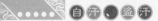

自汗、盗汗 ……… zihan daohan

白天出汗多，即是自汗，是指人体不因服用发汗药或剧烈活动、天气炎热、衣被过厚等因素而动辄自然汗出者，多见身体虚弱的儿童。临床上常见症状为不时汗出，动则益甚，常伴面色苍白、肢体欠温、气短乏力等。夜间或睡梦中出汗即盗汗，是以睡中汗出，醒来即止为特征的一种病症。中医认为本病是由于阴阳失调、腠理不固而致汗液外泄失常，多与心、肺、肾三脏有关。

● 护理方法 ● 自汗、盗汗

◆平时应注意适当给宝宝多饮水，同时还要注意补充盐分，以免因多汗而导致宝宝阴津亏损，阳气受伤。

◆避免宝宝睡前活动量过大，以免导致夜间出汗。

● 饮食宜忌 ● 自汗、盗汗

自汗

◆宜食可健脾的食物，如薏米、山药、扁豆、莲子、红枣等。

◆忌食生冷冰镇和坚硬不宜消化的食物。

盗汗

◆宜食养阴生津的食物。

◆忌食煎、炸、烤、熏、油腻不化的食物。

食疗妙方

泥鳅汤

材料·泥鳅150～200克，葱花适量。

调料·植物油、盐各适量。

做法·

1.泥鳅先用热水洗去身体表面的黏液，剖腹去内脏，再用清水洗净，沥干。

2.炒锅置火上，倒油烧热，放入泥鳅煎至焦黄色，加入适量清水，先用大火煮沸，再转小火煮至汤浓，放入盐、葱花搅匀即可。

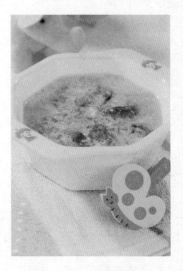

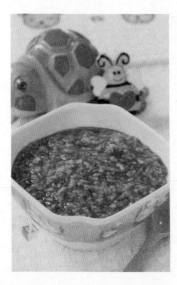

糯米小麦粥

材料·糯米100克，小麦50克。

调料·红糖适量。

做法·

1.糯米用清水洗净；小麦用清水洗净后，再用水浸发2小时。

2.煲锅置火上，加入适量清水，放入小麦煮至八成熟，再放糯米大火煮沸，转小火煨煮。

3.粥成后加入红糖搅匀，关火即可。

祛病功效 本品健脾胃，可辅助治疗小儿自汗、盗汗。

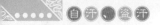
按摩疗法

1 揉关元（丹田）

按摩者轻揉婴幼儿关元穴（脐下3寸），50～100次或3～5分钟。

2 点按复溜

按摩者点按婴幼儿复溜穴（太溪直上2寸），3～5分钟。

3 揉大椎

按摩者以拇指或中指指腹揉婴幼儿大椎穴（第一胸椎上凹陷中或低头时颈椎最高处下的凹陷），50～100次或3～5分钟。

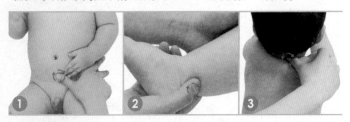

4 补脾经

按摩者以拇指自婴幼儿拇指指尖推向指根方向，即沿其拇指桡侧赤白肉际直推，50～100次。

5 揉内外劳宫

按摩者以拇、食两指按捏婴幼儿内、外劳宫处，1～3分钟。

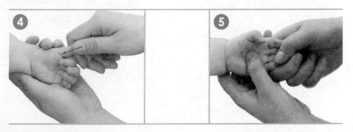

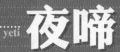

yeti 夜啼

夜啼是婴儿时期常见的睡眠障碍。不少孩子白天好好的，可是一到晚上就烦躁不安、哭闹不止，人们习惯上将这些孩子称为"夜啼郎""哭夜郎"。夜啼常见的有三类：寒证：是指感受寒凉，腹部受寒而痛，所以婴幼儿啼哭。热证：婴幼儿为阳盛体质。婴幼儿正处于生长发育时期，神经系统发育还不完善。积食症：婴幼儿饮食不知饥饱，此类患儿应把治疗重点放在消食导滞，食滞一消则夜间睡觉能安稳。

护理方法 夜啼

◆为防止夜间宝宝不睡，白天应尽量不要让宝宝睡太多的觉。

◆如果宝宝是因为腹胀而哭闹，可喂给宝宝一些温开水或茶饮，并轻摩腹部，使其放屁，从而改善身体不适。

◆不要在宝宝睡觉时通宵开灯，也不要抱着宝宝让其睡觉。

◆经常带宝宝去户外散步、晒太阳，以安定宝宝的情绪。

饮食宜忌 夜啼

◆适当多食清淡易消化且富含营养的食物。

◆忌食甜食，如苹果、甜瓜、巧克力等。

◆忌食辛辣厚味或寒凉食物，如辣椒、冰淇淋等。

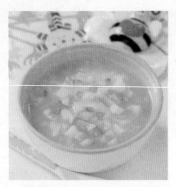

食疗妙方

山药虾仁粥

材料 大米、虾仁各100克，山药300克。

调料 盐、胡椒粉、葱末各适量。

做法

1. 大米用清水洗净；山药洗净，去皮，切小丁；虾仁去沙线，洗净备用。

2. 煲锅置火上，加入适量清水煮沸，放入大米、山药、虾仁大火煮沸，改用小火熬煮30分钟。

3. 放入盐、胡椒粉、葱末拌匀稍煮片刻即可。

祛病功效 本品清淡、易消化，且含有多种营养素，对有睡眠障碍的婴幼儿能起到调节作用。

百合粥

材料 鲜百合50克，莲子（带心）30克，糯米100克。

调料 红糖适量。

做法

1. 鲜百合、糯米分别用清水洗净备用；莲子洗净后，用水泡发2小时。

2. 沙锅置火上，加入适量清水，放入鲜百合、莲子、糯米，用大火煮沸，转小火煨1小时。加入红糖煮沸即可。

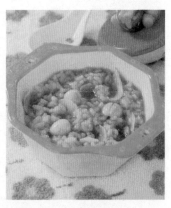

祛病功效 百合除含有淀粉、蛋白质、脂肪及钙、磷、铁、维生素 B_1、维生素 B_2、维生素 C 等营养素外，还含有一些特殊的营养成分，如秋水仙碱等多种生物碱。这些成分综合作用于人体，具有养心安神，润肺止咳的功效。

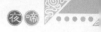

按摩疗法

1 清心经

按摩者以一手握住婴幼儿的手，使其掌心向上，以另一手拇指螺纹面自婴幼儿中指根向指尖方向推中指末节掌面螺纹面，50~100次。

2 清肝经（平肝经）

按摩者以一手握住婴幼儿的手，使其掌心向上，以另一手拇指螺纹面自婴幼儿食指根向食指尖端推食指末节掌面螺纹面，50~100次。

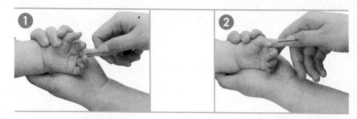

3 顺运和逆运外八卦

按摩者使婴幼儿掌心向下，以一手拇指做顺时针和逆时针方向掐运婴幼儿外八卦，50~100次。

4 分推大横纹（分阴阳）

按摩者以两拇指自婴幼儿掌横纹中总筋处向两旁分推腕横纹，50~100次。

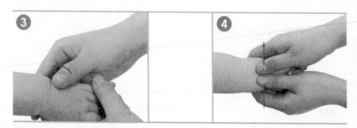

暑热症 shurezheng

暑热症又称夏季热，多见于周岁前后至2岁的婴幼儿。其临床表现为多数婴幼儿在盛夏时节渐起发热，持续2～3个月不退，体温常在38～40℃，随着气候的变化而变。气温愈高，体温也随之上升，天气转凉，体温也随之下降。有明显的口渴、多饮、多尿、汗闭等症状。病初起时一般情况良好，不显病容，有时有消化不良或类似感冒的症状，但多不严重。高热时可见惊跳、嗜睡，但极少有惊厥昏迷等严重症状。秋凉以后，多能自愈。

● 护理方法 ● 暑热症

◆天热时要及时给宝宝的身体散热，不要给宝宝穿太多衣服。

◆在宝宝高热期间用湿毛巾或冰块冷敷宝宝的额头和四肢。

◆可给宝宝洗温水浴以帮助其降温，但在给宝宝洗温水浴时应在室温22～25℃的房间里，水温要比体温低3～4℃，每次20～30分钟，每天洗2～3次。

● 饮食宜忌 ● 暑热症

◆多给宝宝吃稀小米粥、鸡蛋汤等清淡易消化的半质流食。

◆多给宝宝补充水分，可多喂宝宝喝水和蔬果汁。

◆适当多喂宝宝食用富含B族维生素和维生素C的食物。

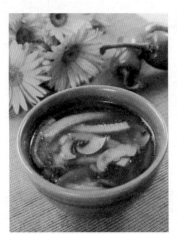

食疗妙方

鲜蘑丝瓜汤

材料 · 丝瓜500克，鲜蘑菇200克。

调料 · 盐、料酒、植物油、水淀粉、鲜汤各适量。

做法 ·

1. 鲜蘑菇去蒂，洗净，切片。
2. 丝瓜洗净，去皮，切条，入油锅炒至变色收缩，盛出沥油。
3. 鲜汤倒汤锅中，放丝瓜条、鲜蘑菇片、料酒、盐，大火烧沸后改小火焖至蘑菇熟软再转大火，用水淀粉勾芡即可。

祛病功效 丝瓜具有清热泻火、凉血解毒的功效，非常适合宝宝盛夏时食用。

苦瓜绿豆汤

材料 · 苦瓜1根，绿豆150克，陈皮1片。

做法 ·

1. 绿豆洗净，浸泡30分钟；苦瓜洗净，切丁；陈皮洗净。
2. 锅中放入八分满的水，加入陈皮，待水沸后，放入所有材料，大火炖煮约20分钟后，转小火，继续煮约30分钟即可。

祛病功效 苦瓜和绿豆都是凉补的食材，两种食材合煮，味道清香，口感清爽，适合宝宝夏天饮用。

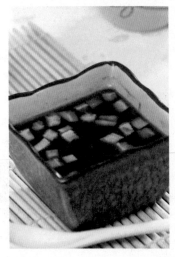

按摩疗法

1 清天河水

按摩者用一手食、中二指指腹沿婴幼儿前臂内侧正中，自腕横纹推至肘横纹，即自大陵穴推至洪池穴，50~100次。

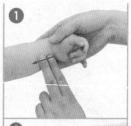

2 推六腑（退六腑）

按摩者用拇指指面或食、中指指面沿婴幼儿前臂尺侧自腕横纹尺侧推向肘，50~100次。

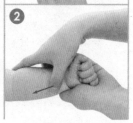

3 揉大椎

按摩者以拇指或中指指腹揉婴幼儿大椎穴（第一胸椎上凹陷中或低头时颈椎最高处下的凹陷），50~100次或3~5分钟。

4 推天枢

稍低颈，按摩者一手扶婴幼儿头部，用另一手拇指或食、中指自婴幼儿颈后发际向下推至大椎穴，50~100次。

5 推脊

婴幼儿暴露背部，按摩者以拇指螺纹面或食、中二指指腹直推第七颈椎棘突下凹之大椎穴至尾骨端之长强穴的直线，5~10次。

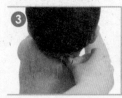
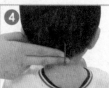
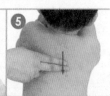

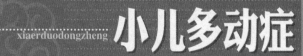

小儿多动症
xiaerduodongzheng

小儿多动症是指小儿无明显的大脑实质性损害，其智力正常，但有轻微脑功能障碍，而且有不同程度的学习困难或行为障碍。突出表现为自我控制能力差、注意力不集中、活动过多、情绪不稳、冲动任性，有认知、语言或协调动作等障碍。

护理方法　小儿多动症

◆不要责怪宝宝的行为，也不要激怒宝宝，应稳定宝宝的情绪，耐心地指导，当宝宝完成规定的事情时，应给予适当奖励。

◆父母应了解宝宝的一些行为并非是故意的，应给予创造一个宽松安静的环境，可引导其进行手工制作、画画、自我表扬、角色扮演等，以矫正宝宝的行为。

◆可让宝宝多玩益智安静的游戏，以培养宝宝的耐性和控制力。

饮食宜忌　小儿多动症

◆适当多给宝宝食用富含不饱和脂肪酸的鱼类，以改善脑功能。

◆适当多吃鸡蛋、牛奶等富含蛋白质的食物，以增加体内的氨基酸，帮助缓解多动症。

◆忌食含糖较高的食物，如糖果、冰淇淋、蛋糕等，此类食物会减少儿茶酚胺等神经递质的分泌，从而引起暴躁、冲动等行为。

食疗妙方

鹌鹑蛋羊肝羹

材料·鹌鹑蛋4个，鲜羊肝100克，水发银耳20克。

调料·盐、淀粉、香油各适量。

做法·

1. 羊肝去筋膜，洗净，切小块；银耳去蒂，切小丁；鹌鹑蛋磕入碗内，放入干淀粉搅匀。

2. 沙锅置火上，加入适量清水，放入羊肝块、银耳丁煮沸，用淀粉搅拌好的鹌鹑蛋液勾芡，放入适量香油、盐调味即可。

祛病功效·本品富含蛋白质，可增强宝宝体内的氨基酸，对缓解宝宝多动症有一定的作用。

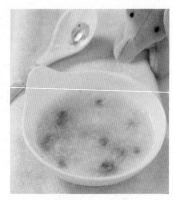

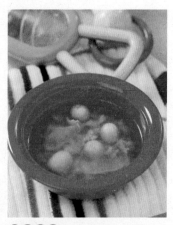

猪肉莲子汤

材料·猪瘦肉75克，去心莲子、鲜百合各30克。

调料·盐适量。

做法·

1. 猪瘦肉洗净，切末；莲子、百合分别洗净备用。

2. 沙锅置火上，加入适量清水，放入猪瘦肉末、莲子、百合煮沸，转小火慢炖30分钟，放入盐调味即可。

祛病功效·猪肉主要含蛋白质、脂肪、维生素 B_1、磷、钙、铁等，对多动症的宝宝有好处，但患有肥胖症的宝宝要少吃。

▌ 按摩疗法 ●

1 拿合谷

按摩者以一手拇指和四指相对用力拿婴幼儿合谷穴（虎口部第一、二掌骨间陷凹）10~20次。

2 拿肩井

按摩者用拇指及食、中指，对称用力提拿婴幼儿两侧肩上大筋。

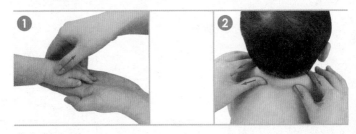

3 拿曲池

按摩者以拇指和四指相对用力，以拿法作用于婴幼儿曲池穴（在肘横纹外侧端与肱骨外上髁连线中点），3~5次。

4 清肝经（平肝经）

按摩者一手握婴幼儿的手，使其掌心向上，以另一手拇指螺纹面自婴幼儿食指根向食指尖端推食指末节掌螺纹面，50~100次。

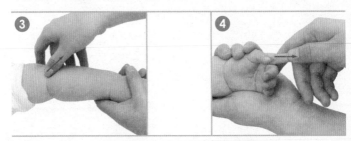

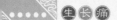

生长痛 shengzhangtong

生长痛是指儿童生长发育过程中出现的短暂性、间歇性的肢体疼痛，多发生于3~12岁，典型的生长痛常发生在剧烈活动一天之后，晚上入睡前。发生的部位以小腿前外侧和大腿内侧多见，疼痛持续时间可从数分钟到1小时，局部无红肿，肢体活动正常。生长痛的原因主要是由于小儿骨骼生长迅速，而其周围的神经、肌腱、肌肉生长相对较慢，因而产生牵拉痛。

● 护理方法 ● 生长痛

◆让宝宝多休息，避免多做剧烈的运动。

◆疼痛较重时，可用舒筋洗液外洗疼痛部位，或者进行局部按摩、热敷，外搽止痛霜等。

● 饮食宜忌 ● 生长痛

◆为满足宝宝骨骼迅速生长对钙的需求，应适当进食绿色蔬菜、牛奶、骨头汤、贝类、虾等食物。

◆适当多吃能通经活络的食物，如山楂、黑木耳、鳝鱼等。

◆适当多吃富含维生素C的食物，如草莓、橙子、猕猴桃等，因此类食物可合成骨胶原，缓解因生长所引起的疼痛。

◆适当补充具补益肝肾作用的中药，如枸杞子、女贞子、鹿茸等。

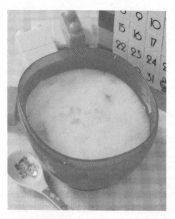

食疗妙方

牛奶白菜汤

材料 · 大白菜50克，牛奶50毫升。

调料 · 盐、水淀粉各适量。

做法 ·

1. 大白菜去老叶，用水洗净，切小丁。

2. 煲锅置火上，加入适量清水，煮沸后再倒入牛奶烧沸，放入白菜丁，待熟后，加入盐调味，最后用水淀粉勾芡即可。

祛病功效 本牛奶中含有丰富的钙，能满足宝宝成长中骨骼的需求。

清蒸虾块

材料 · 虾500克，葱段、姜片、姜末各适量。

调料 · 料酒、醋、酱油、清汤、盐、花椒、香油各适量。

做法 ·

1. 虾斩下头须，切块，洗净；醋、酱油、姜末、香油对成味汁。

2. 将虾块按原形摆放在盘中，加料酒、盐、清汤、葱段、姜片和花椒腌15分钟，上屉蒸10分钟取出，拣去葱段、姜片、花椒，同调好的味汁一同上桌即可。

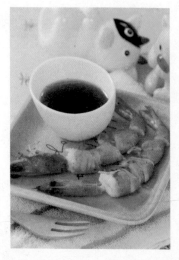

祛病功效 本品营养丰富，不仅能帮助宝宝的骨骼成长，还能益智，让宝宝更聪明。

按摩疗法

1 按揉足三里

按摩者用拇指按揉婴幼儿足三里穴（膝盖外侧陷凹下行3寸），

50～100次或3～5分钟。

2 点揉阴陵泉

按摩者点揉婴幼儿膝下内侧腧穴——阴陵泉。

3 搓揉小腿

按摩者轻轻拿搓揉婴幼儿小腿肌肉。

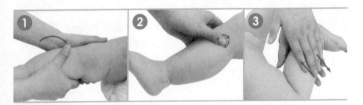

4 推脊柱

全掌或食、中二指推脊柱。

5 掌揉内外踝关节

按摩者以掌揉法按揉婴幼儿内外踝关节。

6 捏脊

以拇、食二指或五指由婴幼儿腰骶部向上至颈部提捏脊柱皮肤。

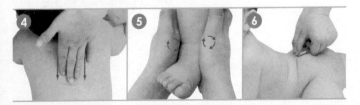

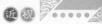

近视

jìnshì

婴幼儿近视患者是指远视力不好、近视力正常的婴幼儿。学龄儿童由于阅读、写字时距离目标太近，或坐位姿势不正确，光线过强或过弱，眼睛过度疲劳等原因均可引起近视。调节痉挛性所引起的近视，称为假性近视。另外，近视亦有遗传因素。

护理方法 近视

◆经常给孩子做眼保健操以预防其眼部疲劳，改善眼部血液循环。

◆注意坐姿，眼睛离书、电脑等被视物至少30厘米以上。

◆多看大自然的绿色等色彩，有助于眼部的放松，积极参加体育锻炼和室外劳动，对预防近视有重要的作用。

饮食宜忌 近视

◆应注意适当补充富含钙和磷的食物，因为此类营养素能够增强巩膜的坚韧。

◆注意适当多补充富含铬的食物，如牛肉、粗面粉、糙米、葡萄、蘑菇、香菇、银耳、黑木耳等。因为铬能够调节胰岛素的功能，避免血糖升高，防止眼球晶状体、房水渗透压上升，避免因屈光度增加而导致近视。

◆适当多吃富含维生素A和胡萝卜素的食物，可改善视力。

食疗妙方

胡萝卜炒肉片

材料 · 胡萝卜150克,猪肉100克。

调料 · 植物油、盐、味精、料酒各适量。

做法 ·

1. 将胡萝卜洗净,去皮,切片;猪肉洗净,切片。

2. 锅内倒植物油烧热后放入肉片炒至灰白色,烹入少许料酒,再投入胡萝卜片,用小火慢炒,使胡萝卜片油润并完全成熟,放入盐、味精调味即可。

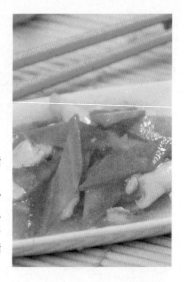

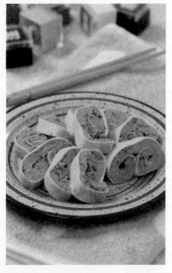

蛋皮如意肝卷

材料 · 鸡蛋皮1张,鲜猪肝泥20克,葱姜水适量。

调料 · 花椒油、料酒、盐、白糖、水淀粉、香油各适量。

做法 ·

1. 将花椒油烧热,放入肝泥、料酒、葱姜水、盐、白糖煸炒入味,放水淀粉勾芡,淋香油略炒盛出。

2. 将蛋皮抹匀水淀粉并把炒好的肝泥倒在上面抹匀,从两边分别向中间卷,相接处抹匀水淀粉使之黏合,合口朝下码入屉盘或碗内,蒸5分钟即可(食用时切成小段)。

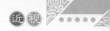

按摩疗法

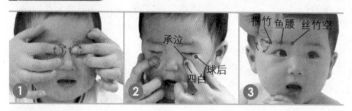

1 按揉睛明

按摩者拇指或食指指甲点揉婴幼儿睛明穴（目内眦角稍上方凹陷处），揉3~5次。

2 按揉承泣、四白、球后

按摩者食指点揉婴幼儿承泣穴、四白穴和球后穴，50~100次。

3 按揉攒竹、鱼腰、丝竹空

按摩者以拇指指腹着力按压并揉婴幼儿攒竹穴（眉头陷中）、鱼腰穴（眉毛中）、丝竹空穴（眉梢凹陷），各50~100次。

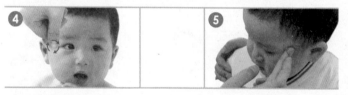

4 按揉瞳子

按摩者以拇指指腹着力按压并揉婴幼儿瞳子（目外眦旁，当眶外侧缘处），50~100次。

5 揉太阳

按摩者以一手中指指端揉婴幼儿太阳穴眉梢与眼外角连线处后1寸处，50~100次。

免疫力低下 mianyilidixia

免疫力低下的宝宝容易患病，如腹泻、中耳炎、败血症、脑膜炎、皮肤感染等，尤其容易发生严重感染，而且患病不容易痊愈，即使接种疫苗也会导致严重感染。出现这种情况的原因主要是环境污染、体内缺乏维生素和微量元素、患有先天性免疫缺陷、滥用抗生素、不良习惯等原因。

护理方法 免疫力低下

◆**护理要精细** 如勤洗澡、换衣、洗手等，保证宝宝个人卫生。

◆**衣服的增减要适宜** 妈妈要根据不同季节、气候的变化为宝宝增减衣服，预防感冒、发热等疾病的侵袭；加强体育锻炼。

◆**营养要全面、均衡** 全面、均衡的营养是保证宝宝正常发育、健康成长的前提条件，它可以增强宝宝的体质，提高宝宝的免疫力和抗病能力。

饮食宜忌 免疫力低下

◆适当多给宝宝吃富含蛋白质的食物，如牛奶、豆类、瘦肉等。

◆适当多给宝宝食用富含维生素A、维生素C、维生素E的食物。

◆避免高盐饮食，以免减少口腔内的分泌物，杀死呼吸道上的正常细菌，有利于细菌和病毒的繁殖，从而降低了身体的免疫力。

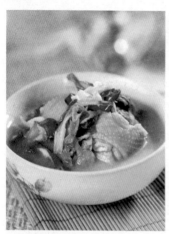

食疗妙方

鸡架杂菜丝汤

材料 鸡架1个，油菜、圆白菜、紫甘蓝各20克，葱、姜各适量。

调料 盐适量。

做法

1. 将原料洗净，葱切段，姜切片，各种菜切丝。

2. 鸡架放入锅中，加水淹没鸡架，放入葱段、姜片熬煮，撇去上面的油，加入适量盐，放入菜丝，煮软即可。

祛病功效 此菜可提高人体免疫力，还可增进食欲，促进消化，预防便秘。

按摩疗法

1 推三关

按摩者用一手拇指或食、中指指腹沿婴幼儿前臂桡侧自腕横纹推向肘横纹，即阳池至曲池50～100次。

2 运内八卦（顺运八卦）

按摩者以婴幼儿掌心为圆心，从圆心至中指根横纹约2/3处为半径作圆周，另一手拇指做顺时针方向运法，50～100次。

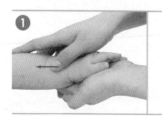
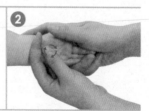

图书在版编目(CIP)数据

宝宝常见病对症食疗与按摩/《国医绝学健康馆》编委会编．
—重庆：重庆出版社，2010.3
（国医绝学健康馆）
ISBN 978-7-229-01935-8

Ⅰ.①宝… Ⅱ.①国… Ⅲ.①小儿疾病：常见病-食物疗法
②小儿疾病：常见病-按摩疗法（中医） Ⅳ.①R247.1②R244.1

中国版本图书馆CIP数据核字（2010）第038620号

国医绝学
健康馆 · **宝宝常见病**对症食疗与按摩

出 版 人：罗小卫	文字撰稿：北京阳光图书工作室
策　　划：华章同人	装帧设计：阮剑锋
责任编辑：陈建军	美术编辑：王秋成
特约编辑：冷寒风	摄　　影：晓　庄

重庆出版集团
重庆出版社 出版

（重庆长江二路205号）
北京京都六环印刷厂 印刷
重庆出版集团图书发行公司 发行
邮购电话：010-85869375/76/77转810
E-MAIL：tougao@alpha-books.com
全国新华书店经销

开本：889mm×1194mm　1/32　印张：120　字数：2000千字
版印次：2010年5月第1版　2013年5月第4次印刷
定价：400.00元（全40册）

如发现印装质量问题，请致电023-68706683